Dr. Dietrich Volkmer

JENSEITS DER MOLAREN
Zahnmedizin oder Zahn-Heil-Kunde

Dietrich Volkmer

JENSEITS DER MOLAREN

Zahnmedizin oder Zahn-Heil-Kunde

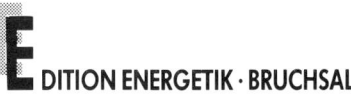
EDITION ENERGETIK · BRUCHSAL

© Energetik-Verlag GmbH, Bruchsal 1988
    Alle Rechte vorbehalten.

Idee für Umschlag und Grafik: Dr. Dietrich Volkmer
Gestaltung: Siegfried Janusch
Satz: Satzstudio Karl-Heinz Schumacher, Freiburg
Druck: Freiburger Graphische Betriebe

Printed in Germany
ISBN 3-925806-02-4

Wir wissen, wie sich das Licht bricht,
aber das Licht bleibt ein Wunder.
Wir wissen, wie die Pflanze wächst,
aber die Pflanze bleibt ein Wunder.
So ergeht es uns mit allen Dingen auf dieser Welt:
Wir besitzen viele Kenntnisse,
doch die Schöpfung bleibt ein Wunder.

Albert Schweitzer

Inhaltsverzeichnis

Vorwort

Dieses Buch soll nicht die auf dem Markt befindlichen zahlreichen Lehrbücher um ein weiteres vermehren – ja, es erhebt überhaupt nicht den Anspruch, ein Lehrbuch zu sein.

Vielmehr soll es als Wegweiser zum Nach-, Über- und Umdenken für Fachleute und Laien dienen, denn die Zeit erscheint reif dafür, die Zahnmedizin aus ihrem engen naturwissenschaftlichen Korsett in weiträumigere Gefilde zu überführen, die wieder den ganzen Menschen im Blick haben.

Aus einer sektoralen Perspektive sollte wieder eine weitere Panorama-Sicht werden.

Dieses Buch wäre nicht entstanden ohne Impulse und Anregungen, die ich von anderen Menschen empfangen habe. Ich denke besonders an meine Freunde und Lehrer Dr. Peter Maschke und Dr. Heinz Pflaum, die mir selbstlos ihr Wissen weitergegeben haben und mir eine Reihe von neuen Denkansätzen aufzeigten.

Großer Dank gebührt auch meinem Lehrer Thorwald Dethlefsen, der mir in Vorträgen, Seminaren und Gesprächen eine neue ungewohnte, aber irgendwie ersehnt-erahnte Sichtweise der Welt weitergab. Fast möchte ich ihn als stillen Co-Autor bezeichnen.

Stellvertretend für viele andere möchte ich noch Prof. Friedrich Weinreb erwähnen. Ich hatte das große Glück, ihn einige Male zu hören. Es war jedesmal wie die Begegnung mit einem der biblischen Erzväter. Seine Bücher sind mir immer wieder ein Quell der Muße.

Ein herzliches Dankeschön an dieser Stelle auch an alle Kollegen und Seminarteilnehmer, die mich zu diesem Vorhaben ermuntert haben.

Sommer 1988

Jenseits der Molaren — Zahnmedizin oder Zahn-Heil-Kunde

Der Titel klingt ein wenig nach Science fiction — vielleicht nicht ganz unbeabsichtigt. Das Wort „jenseits" bereitet ja immer etwas Unbehagen oder aber auch Neugierde. Schaffen Sie sich einmal gedankliche Assoziationen dazu, so als kleine Übung.

„Jenseits der Frontzähne (oder Inzisivi)" ergäbe keinen rechten Sinn. Frontzähne sind — einmal ganz lapidar betrachtet — etwas Vordergründiges, etwas sofort ins Auge Springendes. Die Natur hat es weise planend so geschaffen, denn Frontzähne haben etwas mit Attraktivität, mit Ansprechen, mit Einnehmen zu tun. Es ist sozusagen der erste Kontakt, der hergestellt ist. Die Frontzähne zeigt man beim Lächeln, beim Lachen — also positiv bewerteten Ausdrucksformen. Stellen Sie sich einmal einen dunkel verfärbten avitalen Frontzahn in einer sonst strahlend weißen Perlenkette von Schneidezähnen vor — wahrlich kein Aushängeschild!

„Jenseits der Molaren" hat etwas zu tun mit Weitblick, Weitsicht, über das Vordergründige hinausschauen. Es ist der Blick in die Ferne, in das Unbekannte, in die Zukunft, zugegebenermaßen nicht immer bequem und einfach.

Die Menschen sind allerdings sehr verschieden: Der eine ist zufrieden, wenn er den Gipfel des Berges aus dem Liegestuhl betrachten kann, der andere braucht die Höhe des Berges, ein Dritter wiederum gibt nicht eher Ruhe, bis er das Geheimnis, das hinter dem Berg liegt, kennt. Akzeptieren wir die Mundhöhle ruhig einmal als Symbol, so ist die Betrachtung der Frontzähne immer leichter als die der in dunkleren Gefilden liegenden hinteren Regionen. Ein weiterer Vergleich ist die geometrische Figur der Hyperbel, die in der Nähe des x-y-Achsenkreuzes durchaus noch verständlich ist. Je weiter die beiden Schenkel (fast eine Analogie zu den Zahnreihen) sich aber entfernen, desto schwieriger und unverständlicher wird manches.

In kurzen Worten: „Jenseits der Molaren" ist die Andeutung eines Versuches, neue Gebiete in das gewohnte, naturwissenschaftliche Denken einzubeziehen.

Nun tauchen in der Überschrift noch zwei Wörter auf: Zahnmedizin oder Zahn-Heil-Kunde.

Der Unterschied zwischen beiden Wörten wird sich wahrscheinlich nur dem erschließen, dessen Sprachgefühl und Intuition nicht oder noch nicht durch die im wahrsten Sinne ein-seitige Ausbildung an den Universitäten verkümmert oder bereits verdorben ist.

Hinter dem ersten steht die ganze glitzernde Welt der Apparate, des technisch Machbaren, der pharmazeutischen Möglichkeiten, kurzum, es ist die Heimat des c-g-s-Systems, des Zentimeter-Gramm-Sekunde-Denkens, des sogenannten Fortschritts, der uns unbestritten in der letzten Zeit gewaltige Neuerungen – einmal wertungsfrei betrachtet – beschert hat, aber auch — man braucht nur in das Wort hineinzuhorchen — uns vom eigentlich Menschlichen, vom Wesentlichen fort-geführt hat.

Jeder von Ihnen kennt diese Situationen medizinischen Fortschritts, die zwar technisch brillant und imposant sind, in uns aber die unüberhörbare Stimme, sofern wir sie noch hören, erklingen lassen: Ist das ethisch, ist das vom menschlichen Standpunkt aus überhaupt noch vertretbar? Der Gipfelpunkt dieser Machbarkeit in der modernen Medizin sind die Manipulationen an der Grenze zwischen Leben und Tod.

Ein würdiges Sterben stößt auf Unverständnis. Dieser sogenannte Kampf gegen den Tod, gegen das Unvermeidliche, bei klinisch fast toten Patienten, die keine Aussicht auf ein menschenwürdiges Weiterleben haben, ist von vornherein ein verlorener Kampf. Dieses Unbedingt-am-Leben-halten-wollen hat etwas Tragisches an sich. Der Mensch sieht den Tod als Feind an und vergißt dabei, daß der Tod zum Leben dazugehört. Ohne Tod gäbe es kein Leben auf dieser Welt. Tod und Leben bedingen einander. Evolution und Entwicklung sind nur denkbar durch das Absterben des Alten, so bitter das klingen mag. Leben bedeutet daher in letzter Konsequenz Vorbereitung auf den Tod.

Das Heilige Buch unserer westlichen Kultur, die Bibel, beschreibt im Alten Testament in der Schöpfungsgeschichte den Fall des Menschen aus dem Paradies. Er stürzt aus dem Garten Eden, weil er wider Gottes Gebot vom Baum der Erkenntnis (von Gut und Böse) aß.

Neue Erkenntnisse, d.h. Fortschritt, sind noch immer die Früchte dieses allegorischen Baumes. Nur Verblendete und Tagträumer können annehmen, daß Fortschritt nur eine gute, positive Seite haben kann. Alles Materielle hat immer zwei Facetten. Ein Messer kann zum Brotschneiden verwendet werden, kann aber ebenso als tödliche Waffe mißbraucht werden. Die Verschmelzung des Wasserstoffes zur friedlichen Nutzung könnte unsere Energieversorgung für die kommende Zeit, wenn sämtliche Vorräte an Öl und Gas auf-

gebraucht sind, garantieren. Zum anderen schwebt sie in der Wasserstoffbombe wie ein Damoklesschwert über der Menschheit. Blicken wir zurück in die Bibel, so ist das „Werde und Stirb" oder das „Stirb und Werde" göttliches Gesetz und somit Bestandteil unseres Menschseins.

Die Konfrontation mit dem zukünftigen Tod ist unbeliebt. Selbst Moses (zu deutsch: Der aus dem Wasser Gezogene, im übertragenen Sinn: Der aus dem Strom der Zeit Gezogene und damit von Gott auserwählte) muß sich widerstrebend diesem Gesetz beugen, als er nach vierzig Jahren Wüstenwanderung und nach 3 x 40 = 120 Jahren Lebenszeit erfuhr, daß seine Zeit erfüllt sei und er das gelobte Land nur vom Berge Nebo überblicken, aber nicht mehr betreten durfte.

Die moderne Medizin spricht nicht gern über diese Themen, weil ein Hinnehmen des Todes nicht in ihr Konzept paßt. Es könnte als Machtlosigkeit interpretiert werden, und wer gibt Ohnmacht gern zu? Die Zahnmedizin bewegt sich zwar selten in den Grenzgebieten von Leben und Tod; was jedoch den „Fortschritt" anbetrifft, so hat sich in vielen Köpfen die Illusion der umfassenden technischen Machbarkeit fest eingenistet.

Das Resultat ist häufig Frustration auf beiden Seiten (Arzt und Patient). Der eine hat — und das kann nicht oft genug herausgestellt werden — nach seinem Wissensstand, der allzuoft ein getreues Abbild seiner Lehrer ist, und nach seiner Ausbildung das Beste gegeben und getan, aber es reicht eben nicht immer. Der andere, der Patient (darin steckt ja das Wort Leid und auch Geduld), fühlt sich mißverstanden und nur allzuoft auf das Verlegenheits-Abstellgleis psychosomatischer oder vegetativ-dystoner Störungen, was auch immer das sein mag, abgeschoben.

Ist nun Zahnheilkunde etwas gänzlich anderes? Im Grunde nicht. Sie unterscheidet sich nur durch ein einziges Wort von der Zahnmedizin: durch das Wörtchen „wie".

Der Zahn, der Mund, der Kiefer, das Zusammenspiel zwischen Muskeln, Sehnen, Bändern und Gelenken wird in einem übergeordneten Rahmen als Bestandteil des gesamten Menschen gesehen, diagnostiziert und behandelt. Schon früher pflegte der alte Professor Adloff aus Königsberg seinen Studenten einzutrichtern: „Denken Sie immer daran, daß am Zahn immer ein ganzer Mensch hängt." Ein Satz von wahrhaft philosophischer Größe!

Die traditionelle chinesische Medizin hat vor ca. 3000 Jahren bereits in diese Richtung gedacht, und es kommt nicht von ungefähr, daß dieses Ideengut zu einer Zeit in den Westen strömte, als die von Galilei („Alles, was meßbar ist, messen; alles, was nicht meßbar ist, meßbar machen") und Descartes eingeläutete rationale naturwissenschaftliche Betrachtungsweise von Sieg zu Sieg eilte, immer in dem Glauben, es sei nur eine Frage der Zeit, bis die gesamte Natur wissenschaftlich geklärt sei. Dieses Thema wird uns im Verlauf des Buches noch einige Male beschäftigen.

Eines ist tröstlich zu wissen: Immer mehr Ärzte und Zahnärzte spüren den falschen Allmachtsanspruch der universitären Medizin/Zahnmedizin; sie suchen nach neuen Wegen, um diesem Gewissenskonflikt ein Ende zu bereiten. Die Homöopathie-Kurse erfreuen sich großer Beliebtheit, ebenso die Seminare über Elektroakupunktur, Bioelektronische Funktionsdiagnostik, Kirlianfotografie, Mora-Therapie — um nur einige zu erwähnen.

Immer wieder wird die Frage gestellt, warum es gerade die Zahnärzte sind, die solchen Methoden gegenüber, einmal prozentual gesehen, unverhältnismäßig offener sind als viele Ärzte. Wer bei seiner Tätigkeit kritisch schaut (und schauen ist mehr als nur einfach sehen), wird irgendwann nachdenklich ob der vielen Schäden in diesem relativ kleinen Gebiet Mundhöhle. Aber man sieht die Veränderungen ähnlich wie auf der Haut, im Gegensatz zu vielen inneren Leiden, die sich der direkten Sicht ohne besondere Hilfsmittel entziehen.

Leider bleiben die meisten Fragen von der klinischen Zahnmedizin unbeantwortet. Befriedigende Antworten findet man häufig bei den sogenannten Außenseitern (eine herrliche Sprachregelung der Schulmedizin!); das sind Leute, in diesem Fall Kollegen oder Heilpraktiker, die von der normalen „Wissenschaft" nicht verstanden werden oder nicht verstanden werden wollen und darum oft verächtlich gemacht werden.

Es sind aber Menschen, die den Mut zum Nonkonformismus haben, die nicht auf den Massenpfaden entlangtrampeln, sondern lieber die steinigen Pfade abseits der großen Routen gehen. Selbstverständlich gilt es auch hier, die Spreu vom Weizen zu trennen — aber Anregungen zum Überdenken auf Gebieten, in denen man festgefahren ist, sollte man immer aufgreifen und kritisch überdenken.

Dieses Buch ist für Zahnärzte, Ärzte und interessierte Laien geschrieben. Es soll nicht nur graue Theorie vermitteln. Als Wegweiser und Einstiegshilfe befinden sich am Ende des Buches einige praktische Hinweise und Tips, die dem Aufgeschlossenen die ersten Schritte erleichtern. Auch der Laie kann auf diesem Gebiet eine wichtige Rolle übernehmen, indem er mit diesen Informationen an seinen Zahnarzt herantritt, immer in der Hoffnung, einen sich neuem Gedankengut öffnenden Zahnarzt vor sich zu haben.

„Diesseits der Molaren" bedeutet bekanntes Wissen, wie es massenhaft in unseren Fach-Zeitschriften zu finden ist, wie es die Fach-Gelehrten dozieren und wie es letztendlich der Fach-Mann ausführt.

Etwas klarer wird uns die Bedeutung bei der Betrachtung des Wortes „Fach". Im Althochdeutschen heißt fah Mauer, im Mittelhochdeutschen interpretiert man vach als eine Abteilung einer Wand, eine Mauer. Noch plastischer wird es im Niederländischen vah: Fach, Abgeteiltes, Beet.

Nach diesen Erklärungen kann man sich eines Schmunzelns nicht erwehren, wenn man das Wort „Fach-simpeln" hört. Sprache kann so pointiert und deutlich sein, wenn man den Mut und die Freude hat, in sie hineinzulauschen.

„Fach-Wissen" heißt demzufolge nicht mehr oder weniger als das Wissen, in welches Fach etwas gehört, und in noch ausgeprägterem Maß das oft erstaunliche Wissen um ein — enges — Fach, das Fach-Gebiet.

Hierher paßt das bekannte überspitzte Zitat: „Fach-Leute sind Menschen, die von immer weniger immer mehr wissen, bis sie schließlich alles über nichts wissen."

Astrologen erkennen sicher das dahinter liegende Prinzip: Das Schubladen-(Fächer)-Denken des Tierkreiszeichens Jungfrau, dem man etwas Kleinkariertes nachsagt.

Es ist die kalte Welt der Ratio, des Intellekts. Analyse heißt die magische Formel, das Zerkleinern, in Fächer ablegen, um aus den Bruchstücken Erkenntnisse zu gewinnen. Peter Maschke nennt es das atomistische Denken. Tomein heißt auf Griechisch „schneiden", und so wird mit der Tomografie (Computer- oder Kernspin-Tomografie)

der Mensch „zerschnitten", „zersägt", „zerschichtet", „zerlegt". Ähnliches finden wir in der Teilchen-Physik: Mit immer größerem Aufwand, mit immer größeren Spannungen werden kurzlebige atomare Bestandteile erzeugt, immer in der Hoffnung, nun endlich das gesuchte Urding zu finden, aus dem sich die Materie zusammensetzt, um dann selbst „Schöpfung" spielen zu können. Doch soweit wird es nicht kommen: Der Mensch und seine kleinsten materiellen Bausteine sind mehr als die Summe ihrer Einzelteile.

Aus dieser Perspektive gewinnen diese physikalischen Mikrospielchen den Charakter von spätpubertären Sandkisten-Spielen, bei denen materie-gläubige Physiker sich unter öffentlichen Subventionen im Geschwindigkeitsrausch austoben dürfen. Es soll nicht der Eindruck des Kritisch-Abwertenden entstehen, denn alles hat seinen Sinn, sonst wäre es nicht vorhanden. Die Möglichkeit der Realisierung ist offensichtlich im Schöpfungsplan enthalten.

Das Gegenteil der Analyse ist die Synthese, das Zusammenfassen, das Zusammenschauen, das Verbinden, das Gemeinsame suchen — dieses Thema wird uns im Laufe der nächsten Kapitel noch einige Male begegnen.

Lassen Sie es mich bildlich ausdrücken: Das gesamte Wissen eines Gebietes wurde fein säuberlich sortiert und in einem riesigen Schrank mit diversen Fächern untergebracht, die mit Zahlen und/oder Buchstaben deklariert wurden (Analyse). Nun hat aber jemand den gloriosen Einfall (d.h. es „fällt etwas in ihn hinein"), daß diese Fächer gar nicht so voneinander isoliert sind. Es gibt etwas Verbindendes zwischen Fach 11 und Fach 27. Daraus entstehen neue Denkanstöße (d.h. es stößt etwas an — wer stößt an?): Auf einmal wird durch die Zusammenfassung von Fach 11 und 27 eine Beziehung hergestellt zu den Fächern 7, 34 und 49. Man entdeckt Gemeinsamkeiten, Verbindungen und Analogien (Synthese).

Ein weiterer Vergleich macht es noch plastischer: Der Vordergrund des Schrankes erscheint getrennt aufgeteilt. Blickt man oder wagt man den Blick (dazu gehört manchmal Mut!) auf die Rückseite des Schrankes, so sieht man die Verkabelungen und Verbindungen.

Ist analytisches Denken daher unverbindlich? Hat die Sicht der Synthese mehr Verbindlichkeit? Wir werden sehen.

„Jenseits der Molaren" ist ein Synonym für das Verlassen des üblichen Gesichtsfeldes und das Besteigen eines höheren Sichtpunktes, um die Welt, in unserem Fall das Geschehen im orofacialen Bereich, aus einer übergeordneten Warte zu betrachten.

Keinesfalls soll damit eine Abwertung der normalen Sicht ausgesprochen werden, ganz im Gegenteil — sie ist wichtig! Nur, häufig sollte uns das Festgefahrensein im Denken (speziell Diagnose und Therapie) veranlassen, nach neuen Wegen zu suchen, und dazu ist ein „Stand"-Punkt jenseits der Molaren notwendig, um dann mit den neugewonnenen Kenntnissen oder Erkenntnissen einen anderen Lösungsweg zu suchen.

„Jenseits der Molaren" heißt auch fortbilden, fort von seinem alten Standpunkt, neue Wege suchen und den Rost abschütteln.

Nur so wird man den Forderungen des Lebens und der Evolution gerecht, die da heißen: Erfahrungen sammeln und lernen.

Leben bedeutet, sich aus den Erkenntnissen der Vergangenheit heraus zum jetzigen Zeitpunkt mutig und offen den Anforderungen der Zukunft zu stellen.

Also nicht ungehemmter Fortschritt um jeden Preis, sondern ein harmonisches Gleiten von Gestern nach Morgen.

Daher kann die Maxime des Lebens nicht heißen: „Das haben wir immer so gemacht!" sondern: „Es gibt viel Bewährtes, aber haben wir doch den Mut, zu neuen Ufern aufzubrechen!"

Jeder nach seiner Art, jeder zu seiner Zeit. „Panta rhei" sagte schon der griechische Philosoph Heraklit, „alles fließt". Und daran wird sich bis zum Ende dieser Welt nichts ändern.

Ganzheitliche Zuordnung – keiner lebt für sich allein

Ein Zusammenhang zwischen Zähnen und Organen erscheint den meisten konventionellen Zahnmedizinern suspekt. Zwar konzediert man mit halbem Herzen die Möglichkeit von Herden, auch ihre unspezifische Auswirkung, eine direkte Verbindung sieht man jedoch nicht.

Es gehört zum Denkgebäude der Lehr-Zahnmedizin, Theorien und Aussagen, auch wenn sie tausendmal empirisch belegt sind, erst dann als gültig zu akzeptieren, wenn sie naturwissenschaftlich bewiesen sind. Da die herkömmliche Naturwissenschaft sich eines begrenzten physikalischen Weltbildes bedient, sind eine Reihe von Phänomenen demzufolge nicht darstellbar, nicht meßbar, nicht wägbar, nicht zählbar und somit nicht existent.

Würde jemand – am besten ein Naturwissenschaftler – ein lichtmikroskopisch oder elektronenmikroskopisch sichtbares Verbindungskabel zwischen Zähnen und Organen finden, dann wäre dieses Problem des Nicht-Anerkennens vom Tisch. Wir werden in einem späteren Kapitel das erweiterte physikalische Weltbild ausführlicher erleben.

Da es zur Zeit keinen anderen Begriff gibt, sprechen wir von energetischen Wechselwirkungen, auch wenn das meines Erachtens nicht ganz den Kern der Dinge trifft. Für mich ist heute die Terminologie „Resonanzkette" zeitgemäßer, da darin der Begriff der Schwingung enthalten ist.

Es ist dem ungeheuren Fleiß von Dr. Voll und Dr. Kramer zu verdanken, daß man die Zähne aus ihrer topografischen Isolation befreit hat.

Aus dem früheren Exodontismus (Entfernen gesunder und kranker Zähne) unter dem Motto, sie seien die Verursacher irgendwelcher Leiden, wurde eine gezieltere und vorsichtigere Therapie.

Ein prominentes Opfer dieser Ex-und-hopp-Ansicht wurde der Sonnenkönig, der sich auf Anraten seines Leibarztes sämtliche Zähne entfernen ließ, dabei einen Abriß des Oberkieferknochens hinnehmen muß und trotz der permanenten (damals nicht operablen) Mund-Nasen-Verbindung recht alt wurde.

**Energetische
Wechselbeziehungen (Voll)
Funktionskreise (Gleditsch)
Kausalketten Schimmel
Resonanzketten (Volkmer)**

Sinnesorgane
Nasennebenhöhle
Zahn, Zahngruppe
Mundakupunkturpunkte
Große innere Organe
Hohlorgane des Verdau-
ungs- und Urogenitaltraktes
Wirbelsäulenabschnitte
Gelenke
Tonsillen
Sonstige Körperregionen
....
Endokrine Drüsen

TABELLE 1

**RESONANZKETTE 1
(Niere, Blase)**

Ohr
Sinus frontalis
Zähne 12 - 22, 42 - 32
Mundakupunkturpunkte
012 - 022, 042 - 032
Niere
Blase, Urogenitalsystem
L 2,3 S 3,4,5 Kreuzsteissbein
Knie hinten, Fußgelenk
Tonsilla pharyngea
Retromolargebiet
im OK und UK

TABELLE 2

**RESONANZKETTE 2
Leber, Gallenblase**

Auge
Sinus sphenoidalis
Zähne 13, 23, 33, 43
Mundakupunkturpunkte
013, 023, 033, 043
Leber
Gallenblase
Th 8, 9, 10
Hüfte, Knie
Tonsilla palatina

TABELLE 3

Man dachte im Zeitalter der Elektroakupunktur nunmehr in Zusammenhängen. War irgendein Organ erkrankt, so konnte man mit dem vorhandenen Wissen um die Wechselwirkungen im Zahn-Kiefer-Bereich nach „verursachenden" oder den Zustand der Organe beeinflussenden Odontonen, wie VOLL es nannte, suchen.

Um in den nächsten Kapiteln immer wieder auf diese Resonanzketten zurückgreifen zu können, seien sie tabellarisch aufgelistet.

**RESONANZKETTE 3
Milz, Pankreas-Magen**

Oropharynx
Sinus maxillaris
Zähne 17, 16, 26, 27, 45, 44,
34, 35
Mundakupunkturpunkte
017, 016, 026, 027, 045, 044,
034, 035,
Milz, Pankreas
Magen
Th 11, 12, L 1
Kiefergelenk, Knie
Tonsilla laryngis
Glandula thyreoidea
Glandula parathyreoidea
Larynx
Mamma

TABELLE 4

RESONANZKETTE 4
Lunge, Dickdarm

Nase
Sinus ethomoidalis
Zähne 15, 14, 24, 25, 47, 46,
36, 37
Mundakupunkturpunkte
015, 014, 024, 025, 047, 046,
036, 037
Lunge
Dickdarm
C 5,6,7 Th 2,3,4 L 4,5
Schulter, Ellenbogen
Tonsilla tubaria
Psych. Korrelat : Traurigkeit
Element : Metall

TABELLE 5

RESONANZKETTE 5
Herz, Dünndarm

Zunge
Mittelohr (Mastoid)
Zähne 18, 28, 48, 38
Mundakupunkturpunkte
018, 028, 048, 038
Herz
Dünndarm
C 8 Th 5,6,7 S 1,2,3
Schulter, Ellenbogen
Tonsilla lingualis

TABELLE 6

Damit diese Tabellen nicht ganz so trocken im Raum stehen bleiben, sollen zwei Beispiele das Ganze näher erläutern:

1. Eine Patientin nimmt seit längerer Zeit Schilddrüsenmittel. Bei einer zahnärztlichen Herduntersuchung erweist sich das Odonton 16 als Störfaktor. Aus der Zusammenstellung ersehen wir einen energetischen Konnex zwischen dem Zahn 16 und der Schilddrüse.
Nach der Entfernung dieses Störfaktors stellt die Patientin zu ihrer Erleichterung fest, daß sie fortan auf die Tabletten verzichten kann.
Somit können wir dem Odonton 16 eindeutig eine Verursacher-Rolle zusprechen.

2. Ein Patient von 35 Jahren hat ständige Beschwerden mit einem durchbrechenden Weisheitszahn unten rechts, der aber aus Platzgründen nicht mehr in die Zahnreihe paßt. Der Zahn wird daher irgendwann operativ entfernt. Die Wunde heilt schlecht ab. In den Wochen darauf verspürt der Patient ein häufig auftretendes Schlappheitsgefühl, eine oft bleierne Müdigkeit, seine Vitalität von früher ist verschwunden. Da es wohl noch nicht das Alter sein könne, bespricht er die Angelegenheit mit seinem Hausarzt, der ihm Aufbauspritzen verordnet. Es tritt jedoch keine grundlegende Besserung ein, also versucht man es mit einer Kur. Nach Beendigung der Kur ist der Zustand gleichbleibend schlecht. Zufällig hört dieser Patient von einem Arbeitskollegen, daß Zähne oft die Auslöser für die merkwürdigsten Krankheiten sein können, die im Denkgebäude der normalen Medizin nicht einzuordnen sind. Erst einmal skeptisch, läßt er sich trotzdem die Adresse eines Zahnarztes

geben, der mit der Elektroakupunktur Herde und Störzonen im Kiefer- und Zahnbereich aufspürt.

Dieser Zahnarzt stellt nun mit seinen Methoden fest, daß im Bereich des operierten Weisheitszahnes die Knochenwunde nicht geheilt ist und sich dort eine sogenannte Restostitis (eine etwas unglückliche Wortwahl, besser wäre: Chronische Kieferostitis, d.h. keine normale Knochenbildung, sondern nur Granulationsgewebe) befindet, die ähnlich einem toten Zahn eine destruktive energetische Fernwirkung hat.

Das achte Odonton hat einen Zusammenhang mit Herz, Dünndarm, Nebenniere und dem Energiehaushalt des Menschen.

Mit einer individuellen homöopatischen und biophysikalischen Begleittherapie (d.h. Vor- und Nachbehandlung sowie entsprechenden Hinweisen auf eine der Situation angepaßte Ernährung) wurde die betreffende Region noch einmal operativ revidiert. Schon nach dem Eingriff verspürte der Patient eine richtige Erleichterung und erfreut sich nunmehr wieder seiner alten Vitalität.

Diese beiden Beispiele sollen illustrieren, daß bestimmte Symptome in einer Körperregion oder auch Allgemeinsymptome ihre „Ursache" (was immer das auch sein mag) woanders haben, als es nach herkömmlicher Art und Weise vermutet wird. Bezieht man diese Überlegungen nicht in sein diagnostisches und therapeutisches Konzept mit ein, werden alle anderen Maßnahmen kaum den erhofften Erfolg haben.

Die Problematik der Restostitis in den Bereichen der Weisheitszähne, besonders der unteren, liegt mir besonders am Herzen. Sie taucht außerordentlich häufig auf.

Für die Praxis ergibt sich folgende Konsequenz:

a) Prüfen, ob zum Zeitpunkt des Eingriffes das Immun- und Regulationssystem des Patienten in einem guten Zustand ist. Übersichtsverfahren wie Kirlianfotografie und/oder Decoder-Dermografie (beide sind in der Anwendung delegierbar) geben uns einen guten Hinweis, ob ein Eingriff möglich ist oder ob zuvor eine allgemeine Regenerationstherapie mit homöopathischen / naturheilkundlichen / biophysikalischen Methoden indiziert ist.

   Last not least ist nach meiner Erfahrung die Ermittlung des Biorhythmus für das Datum des Eingriffs immer eine gute Hilfe. Denn wenn schon, dann wenigstens zum besten Zeitpunkt. Für viele Computer gibt es heute Programme, die den Biorhythmus für einige Monate im voraus berechnen und gegebenenfalls über Drucker oder Plotter graphisch darstellen.

b) Überprüfen der Mundflora. Die Zunahme der intraoralen Mykosen macht eine Heilung per primam von vornherein illusorisch. Zudem besteht die Gefahr der Invasion in die Wunde und Verhinderung der Ausbildung eines gesunden Knochens. Strikte Vermeidung der raffinierten Kohlenhydrate sowie eine Therapie mit biologischen Mitteln sind daher unerläßlich (siehe auch unter Parodontologie).

c) Grundsätzlich sollte eine homöopathische Begleittherapie durchgeführt werden. Dabei handelt es sich um Mittel, die die Wundheilung verbessern.

d) Die Wechselbeziehungen zwischen Zähnen und Organen sind keineswegs einseitig aufzufassen, denn es gibt im Körper keine Einbahnstraßen. Ein Zahn kann ein Organ stören, umgekehrt aber kann auch ein Organ dieser Unruhestifter sein und das Zahngebiet beeinflussen, so daß beispielsweise eine Extraktionswunde nicht ausheilt. Begleittherapien im Kiefergebiet müssen daher oft Organpräparate der dazugehörenden Organe enthalten. Zu unserem vorherigen Beispiel: Der Zahn 48 hat eine Beziehung zum Dünndarm. Ist dieser energetisch oder funktionell gestört (Dysbiose, Dysbakterie, Resorptionsstörungen), so ist eine diesem Zustand Rechnung tragende Parallelbehandlung ratsam.

Am Ende des Buches sind konkrete Tips und Ratschläge für bestimmte Situationen enthalten.

Ein gutes Beispiel zu diesen Wechselbeziehungen ist mir noch in lebhafter Erinnerung, weil mir mein Nichtwissen aus meiner früheren Praxiszeit jetzt so richtig zu Bewußtsein kommt. Eines Tages erschien ein Bekannter, der über Schmerzen am Zahn 37 klagte, die ihm redlich zu schaffen machten. Der Zahn war füllungs- und kariesfrei, ebenso die beiden Nachbarzähne. Das Parodont war kerngesund, und obendrein war auch das Röntgenbild ohne eine Aussage. Mein Wissen um die Okklusion half mir auch nicht weiter, denn die Farbfolien zeigten keine Okklusionsstörungen in zentrischen und exzentrischen Bewegungen.

Was macht nun ein armer geplagter Zahnarzt in einer solchen Situation, wenn Entlastungen, Salben und Heilanästhesien ohne Erfolg bleiben?

In seiner Not ging der Patient dann zum Internisten. Dieser griff in seiner Hilflosigkeit in die Therapiekiste, in die ich nicht greifen wollte: Er verordnete ein Antibiotikum.

Danach klangen die Beschwerden ab. So einfach ist also alles, aber letztendlich doch unbefriedigend!

Mit dem Wissen um die Resonanzketten würde man heute anders denken und vorgehen. Der Zahn 37 hängt zusammen mit dem absteigenden Dickdarm, mit dem linken Lungenflügel und bestimmten Wirbelsäulenabschnitten.

Da die Symptome am „Erfolgs"-Organ Zahn keine Klärung fanden, müßte sich der Blick des Therapeuten in Richtung der erwähnten Organe wenden, da hier offensichtlich eine Fernwirkung in Richtung Zahn vorliegt. Die Antibiotika-Therapie hat sicherlich eine eventuelle lokale Entzündung am Colon descendens oder Sigmoid beseitigt, zugleich aber einen verheerenden Schaden an der physiologischen Darmflora angerichtet. Einen ähnlichen Erfolg mit weniger schädlichen Nebenwirkungen hätten (ich muß den spekulativen Konjunktiv wählen, da damals kein Elektroakupunkturtest erfolgt ist) eine Therapie mit dem Organpräparat Colon in entsprechender Potenz sowie naturheilkundliche Mittel zur Darmtherapie gebracht. Mit dem Abklingen der Ursache wäre auch die Fernwirkung am Zahn verschwunden.

Ich hoffe, mit diesen Beispielen das Thema wechselseitiger energetischer Beziehungen etwas erhellt zu haben.

Der Komplex Herderkrankungen wäre der nächste Schritt. Da es mir aber in diesem Kapitel in erster Linie auf

a) eine Aufweichung der fixierten isolierten Betrachtungsweise der Zähne ankam und

b) ein darüber hinausgehendes Verständnis der reziproken Organ-Zahn-Beziehung,

möchte ich die Herdproblematik einem späteren Kapitel anvertrauen.

Homöopathie – Streicheln statt Schlagen

Wer die ausgetretenen Pfade der Schul-Zahnmedizin verlassen will, braucht zwingend neben anderen Diagnosemöglichkeiten auch neue oder andere Therapieformen.

Für den Anfänger ist dieses Gebiet geradezu verwirrend. Es gibt Neuraltherapie, Klassische Akupunktur, Mundakupunktur, Farbtherapie, Klangtherapie, Aromatherapie, Fußreflexzonenmassage, Ohrakupunktur, Magnetfeldtherapie, Mora-Therapie und und und. Der berühmte Faden der Ariadne als Ausweg aus diesem therapeutischen Labyrinth wird nirgendwo verkauft. Und so muß sich jeder eben sein eigenes Seil knüpfen.

Die Homöopathie mit all ihren Varianten erscheint mir in jedem Fall als eine der Schlüsseltherapien auf dem Weg in eine Zahn-Heil-Kunde.

Für den, der sich intensiv mit ihr befaßt, kann sie zur Königin sämtlicher Behandlungsmöglichkeiten werden, ja, sie entwickelt sich in ihm, dem Schöpfungsplan gemäß, zur wahren Heilkunst.

Von der Schulmedizin wird die Homöopathie oft belächelt. Man unterstellt den Patienten, jetzt seien sie wohl endgültig auf einen okkulten Pfad abgerutscht und in die Hände von Quacksalbern und Scharlatanen geraten.

Manche Ärzte drohen ihren Patienten gar mit dem Abbruch der »Behandlung«, sollten sie nebenbei „solche Mittel" einnehmen. Oder dem Patienten wird einsuggeriert, das Ganze sei ohnehin Unsinn und wirke nur durch Einbildung.

Interessant ist, daß die meisten Gegner der Homöopathie sich nicht einmal die geringste Mühe gemacht haben, sich mit den Wirkungsprinzipien der Homöopathie auseinanderzusetzen, geschweige denn, sie überhaupt verstehen zu lernen.

Wäre alles zur Einbildung, wie könnte diese Behandlung bei Kindern wirken oder auch bei Tieren. Glauben denn diese Kritiker etwa, der Tierarzt würde sich die Zeit nehmen, seine vierbeinigen Patienten zu hypnotisieren? Hypnose und Suggestion scheiden somit aus.

Die Behandlung bei (Schlacht-)Tieren hat noch einen kommerziellen Hintergrund: Homöopathische Mittel hinterlassen keine Rückstände, im Gegensatz zu den Allopathika; die Tiere bleiben somit verkäuflich.

Ähnlich dem Aachener Orden „Wider den tierischen Ernst" sollte sich der deutsche Homöopathen-Verband einen Ignoranz-Orden 1. und 2. Klasse für unbelehrbare Gegner einfallen lassen.

Die großartige Idee, die hinter der Homöopathie steht, weicht so gänzlich von naturwissenschaftlichen Denkschemen ab, daß hierin wahrscheinlich der Hauptgrund für das Nichtverständnis oder gar für die Ablehnung liegt.

Die herkömmliche Medizin versucht bei einer Entzündung beispielsweise die Erreger – nach ihrem Weltbild die Ursache für diese Erscheinung – zu bekämpfen, sie zu vernichten, was ihr in der Regel auch recht gut gelingt. Damit geht sie aber der Frage nach dem Hintergrund aus dem Weg.

Die Homöopathie versucht den ganzen Menschen zu sehen. Krankheit heißt aus der Ordnung gefallen zu sein, nicht mehr heil zu sein; diesem Menschen fehlt etwas – der Homöopath sucht nun das Fehlende, das ihn wieder ganz, wieder heil macht und ihm hilft, mit dieser Unordnung in seinem

Körper von selbst fertig zu werden.

Die Sprache und die Fragen des homöopathischen Arztes sind ungewöhnlich. Ihn interessiert, um nur einige Beispiele aufzuführen, ob der Patient Morgen- oder Abendmensch ist, ob er kalt oder warm besser verträgt, wann die Schmerzen auftreten, ob enge Kleidungsstücke für ihn bequem sind etc. Eine Fülle von Fragen, die sonst nie ein anderer Arzt stellte.

Es gibt viele Bücher über Homöopathie. Am treffendsten und eindruckvollsten hat es Thorwald Dethlefsen in seinem Buch „Schicksal als Chance" dargestellt. Die Lektüre dieses Taschenbuches möchte ich jedem Suchenden ans Herz legen.

Ein Vergleich sei noch hinzugefügt, damit die Überschrift „Streicheln statt Schlagen" deutlicher wird. Greifen wir uns dazu ein gar nicht so abstraktes Beispiel aus der täglichen Familienpsychologie heraus:

Ihr Sohn hat in Französisch eine schlechte Note im Zeugnis, weil er rundweg faul ist. Sie möchten seinen Lerneifer beflügeln, damit dieser (Familien-)Schandfleck aus dem Zeugnis verbannt wird. Dazu gibt es zwei Möglichkeiten:

a) Sie drohen ihm, Sie brüllen ihn an, ja, Sie schlagen ihn, so daß er sich aus Furcht auf den Hosenboden setzt und — mit Widerwillen zwar — büffelt. Das ist Allopathie.

b) Sie reden einmal mit ihm, weisen ihn auf die Vorzüge einer Fremdsprache hin, stellen ihm eine Urlaubsreise an die Cote d'Azur in Aussicht (für die sich ja Französisch nun mal eignet) und gehen einmal mit ihm in ein französisches Lokal — bis er von sich aus die Absicht bekundet, sich dieser Sprache etwas eingehender zu widmen. Das ist Homöopathie. Zugegeben, der umständlichere, langwierigere

und aufwendigere Weg, aber doch der menschlichere und befriedigendere.

Diese Ausführungen bedeuten in keiner Weise die totale Ablehnung von Antibiotika oder anderen allopathischen Mitteln. In lebensbedrohlichen Zuständen haben auch sie ihren Sinn, denn es gibt auf dieser Welt nichts Sinn-loses.

Kommen wir an einem konkreten Beispiel noch einmal auf den Unterschied zwischen Homöopathie und Allopathie zurück. Samuel Hahnemann, der Begründer dieser Heilkunst, formulierte den Satz: „Similia similibus curantur — Ähnliches möge Ähnliches heilen." Dieser Satz wird in seiner Genialität von seinen Gegnern selten verstanden.

Dazu ein plastisches Beispiel, das jeder im Geiste nachvollziehen kann: Sie wissen, Zwiebelschneiden ist kein Vergnügen, die Augen tränen und röten sich, die Nase läuft — wie bei einem Schnupfen. Das ganze Leid dieser Welt steht Ihnen im Gesicht. Kommt nun ein Patient in die Praxis eines homöopathischen Arztes und klagt über einen Schnupfen mit ähnlichen Symptomen, so wird ihm der Arzt das Heil-Prinzip Zwiebel — allium cepa — verordnen, aber nicht in der Reinform als Zwiebel, sondern als homöopathisches, potenziertes oder dynamisiertes Prinzip. Er wird Allium cepa D4 oder D6 wählen. Die Allopathie greift da lieber zum Nasenspray mit all seinen negativen Auswirkungen auf die Nasen- und Nebenhöhlenschleimhäute.

Wie steht es nun mit der Homöopathie in der Zahnheilkunde? Auf welchen Gebieten setzt man sie ein? Welche Potenzen benötigt man?

Um ehrlich zu sein: Das würde wiederum ein ganzes Buch füllen, so daß ich nur spotlight-artig einige Themen beleuchten kann.

Die normalen homöopathischen Mittel werden aus Mineralien, Pflanzen und Tieren gewonnen, so wie Hahnemann es beschrieb. Im Laufe der Zeit kamen weitere Verabreichungen dazu: Die Organpräparate, die Nosoden und isopathischen Mittel. Organpräparate sind aus den Organen gesunder, biologisch aufgezogener Tiere auf homöopathischem Weg hergestellte Heilmittel. Nosoden stammen aus (sterilisiertem) Material: Bakterien, Viren, Körpersekrete, erkrankte Organe. Isopathika sind homöopathisierte Werkstoffe, Umweltgifte etc., wobei nach dem Grundsatz „Aequalia aequalibus curentur" (Gleiches möge durch Gleiches geheilt werden) verfahren wird, für uns Zahnärzte besonders beim Thema Amalgam relevant.

Es gibt bei den Organpräparaten u.a.: Pulpa dentis, Gingiva, Periodontium, Alveoli dentales, Articulatio temporo-mandibularis, Maxilla, Mandibula, Nervus trigeminus etc., um nur einige zu erwähnen.

Zu den Nosoden zählen: Akute Pulpitis, Periodontitis, Kieferostitis, Zahnfleischtasche, radikuläre Zyste, Zahnwurzelgranulom, Staphylococcus aureus, Streptococcus viridans, katarrhalische Mischflora, infizierte Lymphe etc.

Eine Auswahl von Isopathika: Silberamalgam, diverse Wurzelfüllpasten, Zahngold, Kunststoffe für Prothesen und Füllungen etc.

Wer sich intensiver mit diesem Komplex auseinandersetzen möchte, dem empfehle ich die vier Lehrbücher von F. Kramer: Elektroakupunktur, Haug-Verlag, die in ihrer Systematik vorbildlich sind.

Bevor ich einige Beispiele gebe, müssen wir uns noch kurz mit einer Eigentümlichkeit der Homöopathie auseinandersetzen. Es ist die unterschiedliche Potenzierung der Heilmittel für chronische und akute Fälle. Der besseren Übersicht halber habe ich es tabellarisch dargestellt.

Akut
Homöopathikum — Niedr. Potenz D3 – D6
Organpräp. — Höhere Potenz D10 – D30

Chronisch
Höhere Potenz D10 – D200
Niedrig. Potenz D3 – D6

TABELLE 7

Die Potenzen für die Nosoden und Isopathika sind idealerweise per Elektroakupunktur auszutesten, sie liegen aber meist in der Mitte bei D8, D10, D12, D15 oder auch höher, je nach Zustand. Als Faustregel kann man bei chronischen Leiden sagen: Je länger die Krankheit besteht, desto höher die Potenz. Wie gesagt, das ist eine grobe Aussage.

Nun einige Beispiele:

1. Nach dem Eingliedern einer Krone kommt es an einem vorher reaktionslosen Zahn zu starken pulpitischen Beschwerden. Ist abgeklärt, daß keine okklusalen Störungen vorhanden sind, stellt sich die Frage nach dem Zement als Reizfaktor. Nehmen wir an, es handelt sich um Phosphat-Zement. Dann könnte eine Injektions-Therapie an diesem Zahn wie folgt aussehen:
   Pulpa dentis D20 oder D30 WALA
   Echinacea/Argentum WALA

und falls vorrätig z.B. Phosphatzement D10 Staufen-Pharma. Liegt ein starker Nervenschmerz vor, könnte u.U. noch Nervus trigeminus D15 WALA angebracht sein.

Diese 3 – 4 Ampullen werden vestibulär an dem betreffenden Zahn injiziert. Man beobachtet sehr häufig, wie danach die Schmerzen fast spontan aufhören.

2. Das Messen der Mundspannungen/ Mundströme zwischen Gold und Amalgam ergibt sehr hohe Werte. Die Patientin leidet nach einer umfangreichen Amalgamrestauration seit sechs Monaten unter einer chronischen Diarrhoe. Das Amalgam muß entfernt werden. Parallel dazu ist eine Amalgam-Ausleitungstherapie notwendig: Silberamalgam D12 Globuli Staufen-Pharma, 2 x wöchentlich 10 Globuli (s. auch unter Tips am Ende des Buches).

3. Ein Zahn kann beim Beißen nicht mehr belastet werden. Kein Okklusal-Trauma. Mögliche Therapie: Periodontium D10 WALA, Alveoli dentales D10 WALA. Um das Ganze zum jetzigen Zeitpunkt nicht allzu sehr zu erschweren, wurden die Zahn-Organ-Beziehungen nicht berücksichtigt.

Das sind drei willkürlich herausgegriffene Beispiele, die natürlich keinen Homöopathie-Kurs oder sonstige Einarbeitung in dieses Thema ersetzen. Sie sollen eines illustrieren: In vielen Fällen, wenn die Allopathie im Grunde hilflos ist, hat die Homöopathie noch immer einen Pfeil im Köcher. Ehe man zu den berühmten Kanonen greift, mit denen man die Spatzen beschießt, sollte man sich dieses Pfeiles bedienen.

Man kann die Homöopathie nicht betrachten, ohne einen Punkt zu erwähnen, den die Gegner dieser Heilkunst immer wieder in die Waagschale werfen.
Homöopathisieren (oder auch Potenzieren oder Dynamisieren) bedeutet Verdünnen mit gleichzeitiger energetischer Aufladung durch den Verschüttelungsprozeß. Als Lösungsmedium bei den einzelnen Schrit-

ten wird Wasser, Alkohol oder Milchzucker verwendet.

Die alten Ärzte (Galen, Paracelsus, Hahnemann) wußten um diese geheimnisvolle Kraft, die in Mineralien, Pflanzen und allen Lebewesen steckt. Der Potenzierungsprozeß (der mit reinem Verdünnen nichts gemein hat) setzt nun diese Kraft durch die Verschüttelung, wobei das zu verschüttelnde Element jedesmal durch einen Moment der Schwerelosigkeit geführt wird, frei und überträgt sie als Information auf die Trägersubstanz, die dadurch ihrerseits eine Änderung erfährt. Die moderne Biophysik spricht von Cluster-Strukturen, das sind durch lose Valenzen der Moleküle verbundene, räumlich kompliziert in Gitterformen angeordnete energetisch-physikalische Strukturen.

Der „Verdünnungsprozeß" wird, wenn auch mit Skepsis, von manchen Gegnern gerade noch akzeptiert. Vollends unglaubwürdig in ihren Augen wird die Homöopathie aber dann, wenn „nichts" noch weiter potenziert wird. Wir kennen die Anzahl der Atome/ Moleküle in einem Mol: Annähernd 6×10^{23}. „Verdünnt" man eine Substanz im Verhältnis 1 : 10 insgesamt 23 mal, so wird die Anzahl der vorhandenen Atome/Moleküle der Ausgangssubstanz immer geringer und geht gegen Null. Die häufig in der Literatur angegebene Behauptung, es sei nichts mehr davon enthalten, ist falsch. Die Wahrscheinlichkeit wird nur immer geringer — denn verschwinden kann Materie nicht. Selbst bei stärkster Verdünnung kann noch irgendwo ein Molekül der Ausgangssubstanz vorhanden sein.
Man unterstellt den Homöopathen geradezu Schwindel auf ihren Fläschchenetiketten. Kann man oft genug heute den Weinetiketten nicht mehr trauen, dann erst recht

nicht den homöopathischen Hochpotenzen — behauptet man. Dem ist aber nicht so. Es handelt sich nurmehr um das Prinzip der Ursubstanz, losgelöst von jeglicher Materie, das weiterverarbeitet wird.

Das Verständnis für diesen Vorgang erfordert ein wenig mehr als logisch-universitär geschultes Wissen.

Wir kommen in Bereiche hinein, in denen Worte wie Schöpfung, Schwingung, Religion ihren wahren Wert gewinnen — und das ist der Schulmedizin ohnehin suspekt.

Homöopathie in seiner ganzen Tiefe wird sich nur dem eröffnen, der sich bemüht, mit offenem Herzen im Buch des Lebens zu blättern.

Abschließend kann man zu diesem Kapitel sagen: Mit homöopathischen Mitteln kann man oft noch Erfolge verzeichnen, ohne in die Büchse der Pandora mit ihren nebenwirkungsbehafteten Pillen zu greifen.

Eine Domäne ist das immer größer werdende Gebiet der chronischen Erkrankungen, die für die Allopathie häufig ein Buch mit sieben Siegeln ist.

Eines muß ganz deutlich herausgestellt werden: Auch Homöopathie kann keine Heilung erzwingen, vor allem, wenn sie als Konsumware ohne eine innere Einstellung oder ohne Änderung liebgewonnener, aber schädlicher Gewohnheiten verzehrt wird.

Jedes Leiden, auch ein Zahnschmerz, hat für den Patienten einen gewissen Aufforderungscharakter, selbst aktiv an seinem Weg zur Gesundheit mitzuarbeiten.

Biophysikalische Theapieformen — auf dem Weg nach morgen.

Jede Zeit hat ihre Behandlungsweisen. Was heute der letzte Schrei ist, wird morgen vom Hauch des Antiquierten umweht sein.

Die Zahnmedizin als solche ist vorläufig nicht vom Aussterben bedroht, denn
- Unfälle werden sich beim Menschen nie ausschließen lassen
- selbst die strengste Diktatur kann dem Menschen nicht die Freiheit nehmen, mit seinem Körper zu machen, was er will. Das Nichtbedenken der Folgen und vor allem der Folgekosten ist eine der „Segnungen" unseres Sozialstaates!

Karies, Parodontose, Myoathropathien und Kieferdeformationen wird es nach wie vor geben.
Der irrwitzige Aberglaube, man könne Krankheiten ausrotten (beachten Sie dieses schreckliche Wort!) hat hoffentlich schon längst seine gebührende Grabstätte gefunden.

Über Gesundheit und Krankheit könnte man lange philosophieren; es sind schon viele gescheite Bücher darüber veröffentlicht worden.

Wir wollen nur eines im Gedächtnis behalten: Genau wie Leben und Tod sind Gesundheit und Krankheit siamesische Zwillinge. Krankheit gehört seit Anbeginn der Zeiten zum Menschsein dazu.

Werfen wir in unserem Fachgebiet einen Blick auf die letzte Zeit, so kann man von einer deutlichen Zunahme des therapeutischen Schatzes sprechen.
Die Methoden der Parodontalbehandlung wurden verbessert, es wurden neue Werkstoffe entwickelt (leider nicht immer zum Wohle des Patienten, wie die neuen edelmetallreduzierten Kronen- und Brückenmaterialien zeigen), die Gnathologie zeigte neue Wege auf, die Orthodontie und die myofunktionelle Therapie brachten häufig Hilfe, aber trotz allem verbleibt ein Rest von Patienten, bei denen unsere wohlgemeinten therapeutischen Anstrengungen einfach fruchtlos bleiben; ja, wir stehen manchmal direkt hilflos sich verschlechternden Zuständen gegenüber. Der einfachste Weg ist immer die Verlegenheitsdiagnose: Psycho-somatisch. Ein gewisses Unbehagen bleibt trotzdem zurück.

Wir müssen uns daher ganz ernsthaft die Frage gefallen lassen, ob wirklich sämtliche zur Verfügung stehenden diagnostischen und therapeutischen Methoden in Ansatz gebracht wurden, auch wenn sie nicht oder noch nicht offiziell (was heißt das überhaupt?) anerkannt wurden oder im Lehrkonzept der relativ konservativen Schul-Zahnmedizin nicht oder noch nicht enthalten sind.

Die moderne Biophysik beschreibt faszinierende Wege — im Gegensatz zur Biochemie hat sie aber keine Resonanz in der Lehrmedizin gefunden, die den Menschen als Summation unzähliger biochemischer Reaktionen betrachtet und dabei vergißt, daß hinter allem ein sinn- und planvoll steuerndes Etwas stehen muß.

Wäre die Lehrmedizin in der Tat so kritisch, wie sie zu sein vorgibt, dann müßte spätestens die Placebo-Heilung ihre Neugier herausfordern.

Was passiert denn bei diesen oft als Wunder apostrophierten Geschehnissen? Wie kann ein Mensch, an dem sich gelehrte Herren im Kollektiv oder einzeln vergeblich bemühten, so einfach spontan genesen? Sollte das Ganze nur Einbildung gewesen sein?

Wie viele Menschen an diese Wunder glauben und auf diese Wunder hoffen, sieht man an den berühmten Wallfahrtsorten. Das französische Lourdes ist das beste Beispiel dafür.

Diese Spontan-Heilungen sind Ausdruck einer vorhandenen und wohlfunktionierenden Steuerung durch höhere Seinsschichten. Wir wissen, daß Gedanken und Gefühle den Menschen beeinflussen können. Diese Gedanken und Gefühle sind aber immaterieller Natur und werden nicht durch irgendwelche Zellen oder Drüsen erzeugt. Es dürfte geradezu an Absurdität grenzen, diese Reaktionen im Menschen als „Produkte irgendwelcher Stoffwechselprozesse anzusehen, die von irgendwelchen Zellen ausgeschwitzt werden", wie Dethlefsen es treffend formuliert.

So sind Placebo-Effekte und Spontanheilungen der Schulmedizin fast lästig, da es keine naturwissenschaftliche Erklärung dafür gibt.

Seit altersher weiß man um den vielschichtigen Menschen. Wir finden dieses allumfassende Wissen in den Schriften der altindischen Kulturen, in Sumer, Babylon, im Ägypten der Pharaonen. Das frühe Christentum enthielt noch viele dieser alten Weisheiten, bis es von der weltlichen Institution Kirche aus den Schriften verbannt wurde. In den sogenannten apokryphen Schriften finden wir z.T. noch die wahren Texte. Im Mittelalter war es den großen eingeweihten Ärzten bekannt, und auch heute gibt es viele Behandler und Heiler, deren Heilmethoden auf diesem Wissen basieren. Dieses Kapitel erscheint mir besonders wichtig, so daß wir uns ausführlicher mit diesen Inhalten befassen wollen. Die vorläufig etwas grau anmutende Theorie wird dann zunehmend an Farbe gewinnen.

Es ist ein großer Trost für alle, die sich mit diesem faszinierenden Problemkreis befassen, daß der geniale Physiker Burkhard Heim die Existenz der im folgenden beschriebenen Schichten wissenschaftlich bewiesen hat. B. Heim entwickelte dafür eine mehrwertige Logik, die anthropomorphe Syntrometrie, von der unsere normale zweiwertige Ja-Nein-Logik nur der einfachste Spezialfall ist. Dem Physiker Dr. Ludwig, dem ich selbst viel zu verdanken habe, gebührt der Verdienst, die in trockene Formeln gekleideten wissenschaftlichen Untersuchungen in Formulierungen transferiert zu haben, die auch dem Nicht-Physiker ein wenig den Zugang zu diesen umwälzenden Erkenntnissen ermöglichen.

Der mehrschichtige Aufbau des Menschen gestaltet sich wie folgt:

Pneuma, Mentalebene	Geistige Seinsschicht	Gedanken
Psyche, Astralebene	Seelische Seinsschicht	Gefühle
Bios, Vitalsphäre	Biologische Seinsschicht	Vitalität
Physis, Körper	Physische Seinsschicht	Materie

TABELLE 8

---

tigen Menschen. Wir finden dieses allumfassende Wissen in den Schriften der altindischen Kulturen, in Sumer, Babylon, im Ägypten der Pharaonen. Das frühe Christentum enthielt noch viele dieser alten

Das Wort Schicht ist nicht ganz glücklich gewählt, aber es hat sich eben eingebürgert. Sphäre ist eine treffendere Bezeichnung, aber damit verbinden wir gedanklich eine kugelige Form. Das Wort Schicht assoziiert man leicht mit aufeinanderliegenden (geschichteten) „Zustandsformen". Diese Seinsschichten sind – geometrisch nicht beschreibbar – ineinander verwoben und verflochten, sie bewegen sich und pulsieren. Man kann alles nur als gedankliche Annäherung beschreiben, da unser Gehirn für ein Erfassen dieser immateriellen Dinge nicht vorgesehen ist. Das von mir beschriebene Ineinanderverwundensein der verschiedenen Seinssphären mit ihrer wechselseitigen Beeinflussung nennt Burkhard Heim „Syntroklinen".

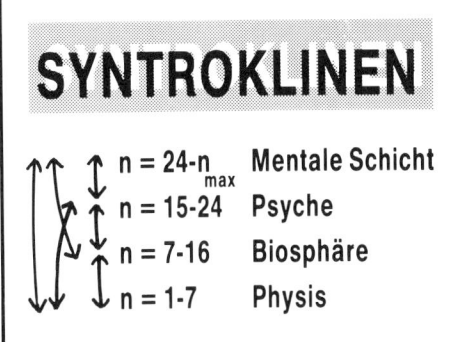

SYNTROKLINEN

$n = 24\text{-}n_{max}$ **Mentale Schicht**
$n = 15\text{-}24$ **Psyche**
$n = 7\text{-}16$ **Biosphäre**
$n = 1\text{-}7$ **Physis**

TABELLE 9/1

SYNTROKLINEN

**sind brückenartige Verknüpfungen
der Seins-Schichten
= Grundlage der
Wechselwirkungen**

TABELLE 9/2

Eine weitere Übersicht vermag Ihnen das „Verstehen" noch ein wenig mehr zu erleichtern:

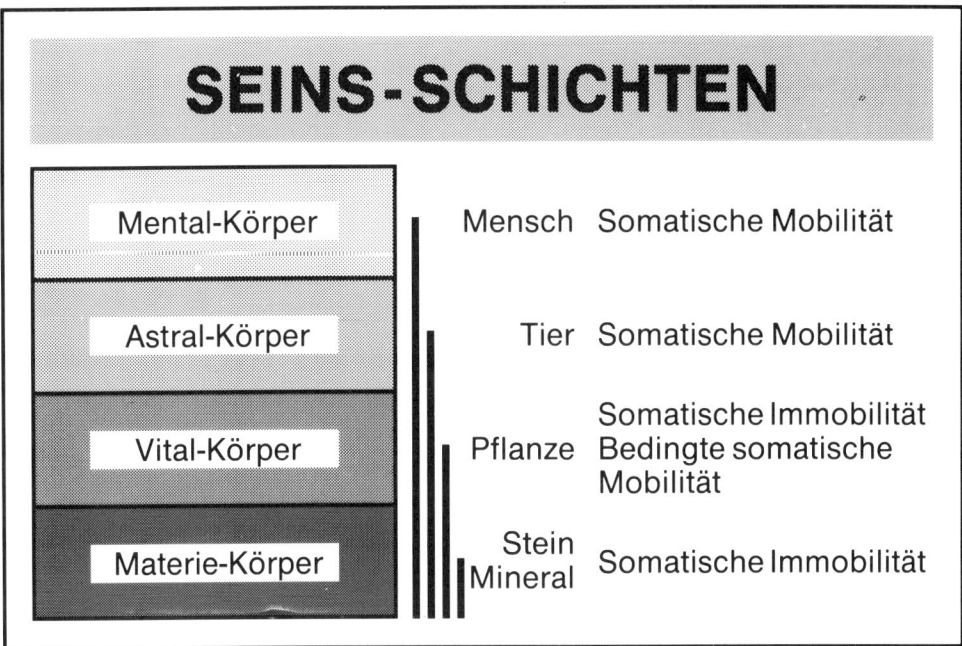

SEINS-SCHICHTEN

Mental-Körper	Mensch	Somatische Mobilität
Astral-Körper	Tier	Somatische Mobilität
Vital-Körper	Pflanze	Somatische Immobilität Bedingte somatische Mobilität
Materie-Körper	Stein Mineral	Somatische Immobilität

TABELLE 10

Christian Morgenstern hat es treffend wie kein zweiter in einem seiner Gedichte ausgedrückt, das ich Ihnen nicht vorenthalten möchte:

Ich danke dir, du stummer Stein,
und neige mich zu dir hernieder:
Ich schulde dir mein Pflanzensein.

Ich danke euch, ihr Grund und Flor,
und bücke mich zu euch hernieder:
Ihr halft zum Tiere mir empor.

Ich danke euch, Stein, Kraut und Tier,
und beuge mich zu euch hernieder:
Ihr halft mir alle drei zu Mir.

Wir danken dir, du Menschenkind,
und lassen fromm uns vor dir nieder:
Weil dadurch, daß du bist, wir sind.

Es dankt aus aller Gottheit Ein-
und aller Gottheit Vielheit wieder.
Im Dank verschlingt sich alles Sein.

Diese Ausführungen und vor allem die Zeilen Morgensterns belegen uns die Einzigartigkeit des Menschen, die ihn über Pflanze und Tier herausheben sollte. Bei genauerem Hinsehen drängt sich uns aber das ungute Gefühl auf, daß sich viele Menschen nur durch ihre Gestalt vom Tier unterscheiden, die essentiellen Unterschiede in ihm aber noch der Ausformung und Entwicklung bedürfen.

Nicht alle Autoren sind der Ansicht, der Mensch hätte das Attribut „sapiens" zu seinem Gattungsnamen verdient. Vielmehr sei er eine Art Zwischenstufe der Evolution auf dem Weg zum wahren Homo sapiens, dem vollkommenen Menschen. Sollte jemand Zweifel an diesen Aussagen haben, so möge er sich an einem Urlaubsbeginn im Sommer auf die Autobahn gen Süden begeben. Die letzten Zweifel sind dann sehr schnell ausgeräumt.

Seins-Schichten und Therapie-Formen

Seins-Schicht	Krankheits-„Ursache"	Therapie-Möglichkeit
Pneuma	Geistige Fehlhaltung	Geistheilung, Hypnose Meditation
Psyche	Psychische Belastungen Seelische Schocks	Psycho-Therapie, BACH-Blütenmittel, Kaliforn. Blütenessenzen, Homöopathische Hochpotenzen Biophysikalische Therapie
Vitalsphäre Bios	Somatische Fehlprogrammierungen Genschäden, Diathesen	Homöopathie Biophysikalische Therapie Farben und Töne
Physis	Vergiftungen, Verletzungen	Sämtliche körperlichen Therapien, z.B. Chirurgie, Ozon, Hochfrequenz u.v.a.m.

TABELLE 11

Die unterste Schicht ist, genau genommen, noch einmal unterteilbar in Subphysis (Bausteine der Materie, noch keine vollständige Materie; Elektronen, Neutronen, Protonen) und eigentliche Physis (Atome, Moleküle, Molekülverbände) einteilbar.

Erkrankungen können sich auf allen Ebenen abspielen. Die folgende Einteilung gibt einen Überblick einschließlich möglicher Therapieformen.

Das wechselseitige Einwirken der Schichten aufeinander (nach Burkhard Heim: syntroklinen-mäßige Verknüpfung) zeigt uns, daß immer der ganze Mensch krank ist. Symptome, die sich in einer „niedrigeren" Schicht zeigen, können eine Auswirkung „höherer" Schichten darstellen. Die symptomatische Behandlung vor Ort kann zweierlei bewirken:

1. Das Symptom verschwindet, taucht aber andersgestaltet an anderer Stelle wieder auf (evtl. innerhalb der Resonanzkette), da nicht ganzheitlich behandelt wurde.
2. Das Symptom erweist sich als therapieresistent, da die Zusammenhänge nicht gesehen wurden.

Das Verflochtensein der Sphären untereinander mit einer Dominanz der höheren Schichten hat für den Menschen ungeheuerliche (wenn auch zugegebenermaßen unsympathische) Konsequenzen, die in ihrer Tragweite von den meisten noch gar nicht erkannt worden sind.

Die Ursache für alle Krankheiten, um einmal die übliche Terminologie zu gebrauchen, sowie für alles, was dem Menschen zustößt, liegt immer in ihm selbst.

Geistige Fehlhaltungen wie Neid, Geiz, Habgier können einen gesamten Menschen pathologisch verändern. Dementsprechend sieht er seine gesamte Umwelt (das Außen ist der Spiegel des Innen), und Erkrankungen ihm gemäßer Art werden ihn heimsuchen: Angst (um sein Leben, seine angehäuften Reichtümer — irgendwann sollte es den Reichen auch einmal reichen), Verhärtungen, Verkrampfungen (z. B. Asthma), Herzneurosen. Das anderen gegenüber empfundene Mißtrauen macht seine Situation auch nicht gerade erträglich.

Ich erwähnte vorhin: **Alles,** was dem Menschen zustößt — dazu zählen ausnahmslos Unfälle, Einbrüche, aber auch das Lächeln eines Kindes sowie das „zufällige" Erleben eines grandiosen Sonnenunterganges.

Ein altes Sprichwort sagt: Wie man in den Wald hineinruft, so schallt es zurück. Nicht von ungefähr ist es der Wald, in den man hineinruft. In der psychologischen Symbolik und im Märchen ist der Wald das Dunkle, das Unbewußte, das Unbekannte — in der modernen Psychologie spricht man vom Schatten.

Der Schatten ist die Summe der verdrängten Inhalte, die man gern aus seinem Leben verbannt sehen möchte, die man mit tausenderlei Tricks aus dem Bewußten ausklammert.

Der Mensch ist nur allzu gern bereit, diese Zusammenhänge beim anderen, beim Mitmenschen, beim Partner zu sehen. Aber für ihn selbst gilt das nun einmal nicht. Das wird zurückgewiesen; die Schuld für erlebten Unbill liegt immer woanders.

Und nun beginnt dieses unermüdliche neckische Spielchen der Schuldsuche im Außen: Die Schuldprojektion.

Ich drücke es gern so aus: Neben Trimmen und Joggen ist Schuldprojektion in den westlichen Nationen Volkssport Nr. 1.

Daraus resultiert eine der Verpflichtungen jeder ärztlichen Therapie: Den Sprechkontakt im Sprechzimmer wieder aufnehmen. Der österreichische Ausdruck „Ordinationszimmer" geht noch weiter: Dem Patienten soll sein Eingebettetsein in die natürliche kosmische Ordnung aufgezeigt werden, er soll entsprechende Orientierungshilfen erhalten. Das Wort Orientierung sagt im Grunde bereits alles: Orient ist der Osten, woher das Licht der aufgehenden Sonne kommt — ex oriente lux.

Nur die Arbeit des Patienten an sich selbst kann einer Therapie zum Erfolg verhelfen. Für den Arzt wahrlich eine große Aufgabe! Besonders bei jener Gruppe von Patienten, die zwar nicht von einer Diarrhoe, aber einer Logorrhoe geplagt sind, jenem ständigen pausenlosen Schwatzen, das sich sinn- und inhaltslos in den Raum ergießt. Würden doch diese Menschen endlich einmal einsehen, daß sie mit ihrem Klagen, Stöhnen, Jammern nur eines bewirken – nämlich gar nichts. Sie blasen den Popanz ihrer Leiden – wie einen Luftballon – nur immer größer auf und erschrecken dann immer wieder aufs Neue vor seiner Riesigkeit.

Begännen sie nur damit, einen Großteil der für den Redefluß verschwendeten Zeit zur Arbeit an sich selbst aufzuwenden, kämen sie einer möglichen Heilung schon näher.

Was heißt Arbeit an sich? Seine alten, erstarrten, liebgewonnenen Gewohnheiten einmal kritisch überprüfen und ggfs. unter Mithilfe eines entsprechend geschulten Psychotherapeuten neue Erfahrungen an sich heran und in sich hereinzulassen und alte verhärtete Strukturen aufzusprengen.

Eine von mir häufig verwendete einfache (viele Therapeuten reden in ihrer Sprache an den Patienten vorbei), für den anderen aber verständliche Anleitung ist: „Jetzt sind Sie zehn Jahre lang jeden Sonntag morgen um zehn Uhr auf den Fußballplatz gegangen. Jetzt gehen Sie wieder einmal in die Kirche."

Per Kassenrezept verordnete Psycho-Tranquillizer dürften wohl nur Vernebelungscharakter haben und die Menschen einschläfern, wo es doch unser dringlichster Wunsch sein sollte, sie aufzuwecken.

Diese Aussagen sind unbequem, wie alles, was den Hebel an eingefahrene Gleise legen will. Machen sie doch endlich Schluß mit jenem unerträglichen und auf Dauer unbezahlbaren Spielchen des Abschiebens von Verantwortung auf andere.

Erkrankungen der höheren Seinsschichten sind also mit chemischen Mitteln nicht „reparierbar". Psychopharmaka dämpfen den Menschen und machen ihn so zu einem dahinvegetierenden Wesen.

Dieses Kapitel hat die biophysikalische Therapie zum Inhalt. Dazu müssen wir noch einmal die Erkenntnisse Burkhard Heims heranziehen.

Nach seinen Berechnungen ist der erfahrbare Kosmos mathematisch in Form von 64 sog. nichtlinearen Tensorgleichungen darstellbar, woraus sich über eine Matrix von acht Zeilen und acht Spalten eine Achtdimensionalität des Kosmos ergibt. Der gesamte physische Kosmos drückt sich in 36 nichtlinearen Tensorgleichungen aus, woraus ein sechsdimensionaler Kosmos resultiert.

Die Koordinaten x1, x2 und x3 dieses physischen Kosmos sind die uns wohlbekannten Vektoren Länge, Breite und Höhe, also die meßbare, wiegbare und zählbare Welt.

Die Koordinate x4 erweitert diese 3-D-Welt um den Faktor Zeit, wie es Einstein bereits in seinem Raum-Zeit-Kontinuum forderte. Die beiden sog. verborgenen Koordinaten, d.h. unseren Sinnen nicht mehr direkt zugänglichen Bestandteile des physischen Kosmos, schneiden unser Raum-Zeit-Kontinuum — ähnlich, wie eine Glasplatte einen Raum fast unmerklich in zwei Hälften teilt. Auch der Mensch ist ein sechsdimensionales Wesen: Die Schnittstelle oder Berührungsfläche zwischen der verborgenen Koordinate x5 und den Koordinaten x1 — x4 sind die energetischen Meridiane aus der chinesischen Akupunktur-Philosophie.

Wir bezeichnen die Koordinate x5 auch als die entelechale Koordinate: Das Werdeziel, die Form, die uns prägt, das morphogenetische Feld. Untersuchungen aus neuerer Zeit zeigen auf, daß beispielsweise jede Pflanze in ein bereits präformiertes Muster, ein energetisches Feld, hineinwächst. Im Samenkorn ist bereits das Bild der fertigen Pflanze enthalten. In alten und neuen Schriften wird es als feinstofflicher Körper im Gegensatz zum grobstofflichen materiellen Körper bezeichnet.

Die Koordinate x6 nennt man die äonische Koordinate. Eine Umschreibung mit einfachen Worten ist schwer. Ich möchte sie einmal als Verknüpfungsschicht mit unseren höheren Ebenen, mit dem Urgrund, mit göttlichen Bereichen in uns bezeichnen.

Die nächste Tabelle zeigt eine Zuordnung der verschiedenen Lebensstrukturen zu den Koordinaten sowie eine Übersicht der verschiedenen Analogie-Begriffe für die höheren Schichten, damit dem Leser beim Studium anderer Literaturquellen keine Verwirrung widerfährt.

Die verborgene Koordinate x5 als Bestandteil des erweiterten Wesens Mensch ist nicht direkt als Feld meßbar, da sie durch das thermische Rauschen überlagert ist. Wir sind jedoch in der Lage, mittels der Elektroakupunktur (EAP) oder Bioelektronischen Funktionsdiagnostik (BFD) bestimm-

SEINS-SCHICHTEN

Mental-Körper	Pneuma, Intelligenz Denken, Verstand
Astral-Körper	Gefühle, Emotionen Psyche
Vital-Körper	Ätherleib, Bildekräfteschicht, Orgon Entelechie, Bios, Vitalsphäre, Form- prägekraft, morphogenetisches Feld
Materie-Körper	Materieller Körper, Physischer Körper, Physis

TABELLE 12

te Aussagen über dieses energetische Feld an den Akupunkturpunkten, die wie eine Perlenkette den Meridianen aufliegen, zu messen, und Änderungen im energetischen Zustand festzustellen.

Die Vital- oder Biosphäre oder Formprägekraft ist, um es noch einmal zu wiederholen, die dem physischen, materiellen Körper vorgeschaltete, ihn steuernde und regulierende „Kraft", die ihrerseits wiederum von den anderen Schichten beeinflußt wird. Physis und Bios sind demzufolge in der Hierarchie die untersten Prinzipien.

Die neue Physik spricht heute von Schwingungen. In der Materie sind die Schwingungen am dichtesten; hier hat sich etwas verdichtet, so dicht, daß wir es mit unseren Augen- und Tastsinnen sehen und spüren können.

Um wieder einmal die Sprache als wahres Annäherungswerkzeug zu benutzen: Materie können wir er-greifen und damit begreifen, wir können auf ihr stehen und sie damit ver-stehen. Die weniger verdichteten Schwingungen der Biosphäre entziehen sich der direkten Erfahrbarkeit unserer normalen Sinne. Nur wenige Hellsichtige vermögen sie mit ihren paranormalen (beachten Sie auch hier wieder die landläufige Wortwahl!) Sinnen zu sehen — oder wie immer man das bezeichnen mag.

An dieser Biosphäre setzen die erweiterten Behandlungsmöglichkeiten der modernen biophysikalischen Heilkunde an.

Die Therapie mit Farben

Die Auswirkung von Farben auf den Menschen (und auch auf Tiere und Pflanzen) ist seit langem bekannt.

Auf die Bedeutung der Farbe im einzelnen möchte ich nicht eingehen, da darüber genügend Literatur existiert.

In geringem Umfang werden Farben in der Zahnarztpraxis bereits eingesetzt: Blau bei entzündlichen Prozessen, rot zur Aktivierung bei chronisch-degenerativen Erstarrungsprozessen.

So ist die Farbe rot bei einer akuten schmerzhaften Pulpitis absolut kontraindiziert, da das bereits vorhandene aktive Geschehen weiter angefacht wird (ebenso gut könnte man Öl in ein brennendes Feuer gießen), während blau eine entzündungshemmende, bakterizide, alkalisierende Tendenz für das Gewebe darstellt.

Insgesamt befinden sich zur Zeit mehrere Farbtherapie-Verfahren auf dem Markt, von denen ich die vier wichtigsten Vertreter skizzieren möchte:

1. Farbige Glühlampen oder Lampen mit Farbfiltern
2. Tefra-Verfahren mit farbigen Hochfrequenz-Glaselektroden
3. Vegalux-System
4. Mora-Color-Therapie

Zu 1: Diese Möglichkeit wird am längsten praktiziert, hat aber einen Nachteil: Das farbige Licht benötigt lange Einwirkzeiten (bis zu einer Stunde Dauer) – eine für die meisten Praxen kaum zu realisierende Anforderung. Diese Methode ist daher nur für die häusliche Eigenbehandlung empfehlenswert.

Zu 2: Das Tefra-Gerät erzeugt hochfrequente Ströme mit 1 – 2 Millionen Hertz (Schwingungen pro Sekunde), die über Nahezu-Vakuum-Elektroden aus Glas auf die Körperareale appliziert werden. Die Elektroden enthalten verdünnte Luft oder Neon. Dabei wird eine regionale Hyperämie erzeugt, die die Sauerstoffversorgung und damit die Wundheilung und Regeneration chronisch veränderter Bezirke verbessert.

Eine Reihe von Elektroden sind inzwischen farbig lieferbar (rot, blau, gelb, grün) und gibt uns die Möglichkeit,

a) über die Farbwirkung die Therapie der Hochfrequenz zu verbessern,

b) mit dieser farbigen Elektrode und geeigneten Salben eine Iontophorese-ähnliche Tiefeneinwirkung zu erzielen. Besondere Anwendungsgebiete in der Zahnheilkunde: Chronische Muskelbeschwerden, Kiefergelenkserkrankungen, intraorale Schleimhaut- und Parodontalerkrankungen.

Zu 3: Das Vegalux-Verfahren wurde von dem Heilpraktiker Peter Mandel entwickelt, dem wir auch die medizinische Anwendung der Kirlianfotografie verdanken. Das System Kaltlichtquelle – flexible Lichtleiter – Farbaufsätze erlaubt uns die Applikation der heilungsvermittelnden Farbe direkt auf die Akupunkturpunkte oder auf schmerzhafte Areale. Drei vorhandene Lichtleiter geben die Möglichkeit, bis zu drei Punkte oder Areale mit gleichen oder verschiedenen Farben zu behandeln, was häufig notwendig ist. Kinder, deren mesenchymale Strukturen noch nicht so verschlackt sind und die in der Regel Angst vor Akupunktur-Nadeln haben, reagieren ausgezeichnet auf diese sanfte Form der Farbpunktur.

Waren früher die Bestrahlungszeiten bis zu 20 Minuten lang, so sind heute Pyramiden-Aufsätze (Fokussierung des Farblichts) lieferbar, die eine Reduzierung der Applikationsdauer auf wenige Minuten erlauben. Mit der Kirlianfotografie und auch der Elektroakupunktur ist die Einwirkung und vor allem der ausbalancierende energetische Effekt der Farbtherapie nachkontrollierbar.

Über diese interessante Therapieform ist ein Buch erschienen: P. Mandel, „Praktisches Handbuch der Farbpunktur", Energetik-Verlag, das ich dem Interessierten wärmstens empfehlen kann. Neben einer umfassenden theoretischen Einführung gibt der Autor eine ausgedehnte Reihe von praktischen Tips und Anleitungen.

Zu 4: Die Mora-Color-Therapie geht gänzlich neue Wege. Dr. Morell, der Vater dieser Idee, stieß durch folgende Erkenntnisse darauf: Kinder, die sich in gelb oder orange gestrichenen Räumen aufhielten, wurden aufsässig und aggressiv. Umgab man die Kinder jedoch mit Farben aus lichtem Blau, schwanden die Aggressionen und die Kleinen fügten sich besser in die Gemeinschaft ein.

Das Bemerkenswerteste daran war: Auch blinde Kinder zeigten das gleiche Verhalten, ja, sie reagierten wesentlich sensibler darauf.

Das ließ die Vermutung nach dem Vorhandensein weiterer, nicht im optischen Bereich liegender Komponenten im Farblicht aufkommen. Diese, wie sich nachher herausstellte, tieferen Frequenzen schienen sogar tiefer in den Organismus einzudringen.

Über bestimmte Techniken (Farbfilter, Optorezeptoren, Farbmischungen) gelang es, diese tiefen Frequenzen herauszufiltern und zu verstärken. Über normale Elektrokabel können nunmehr diese Informationen mittels diverser Elektroden (Punktelektroden für die Akupunktur, Roll- und Flächenelektroden für größere Bereiche und spezielle Intraoral-Elektroden) dem offenen System Mensch übermittelt werden, der im nichtausgeglichenen = krankhaften Zustand offensichtlich immer ein Defizit an bestimmten Farben hat.

Die nachstehende Tabelle soll einen Anhaltspunkt für den Farbbedarf der einzelnen Odontone liefern. Diese Information kann u.a. direkt auf einen präparierten Zahnstumpf oder buccal/lingual auf die

Schleimhaut am Zahnbereich gegeben werden.
Dem kreativ tätigen Arzt/Zahnarzt eröffnet sich mit diesen Methoden eine wahre Bereicherung seines Tuns.

Zähne und Farben

Zähne	Farben	
12, 11, 21, 22		
42, 41, 31, 32	orange	blau
13, 23, 43, 33	grün	rot
15, 14, 24, 25		
47, 46, 36, 37	blau	orange
17, 16, 26, 27		
45, 44, 34, 35	gelb	violett
18, 28, 48, 38	rot	grün

Spalte 1: Prophylaktische Farbapplikation, z.B. nach Präparationen, großen Füllungen, Traumen, bei kiefer-orthopädischer Behandlung etc.

Spalte 2: Bei bereits vorhandenen Schäden innerhalb der Resonanzkette sollte diese zweite Farbe zusätzlich gegeben werden.
Beispiel: Werden bei einem Patienten mit einer Leberschädigung die Eckzähne präpariert, sind die Farben grün und rot zu applizieren.

TABELLE 13

Mora-Therapie

Dem Physiker Dr. F.A. Popp gelang es, mit hochsensiblen Apparaten nachzuweisen, daß die Zellen untereinander mit Licht, mit Biophotonen, kommunizieren. In dieser ununterbrochenen Round-Table-Diskussion der körpereigenen Bausteine ist somit jede Zelle eines Zellverbandes über das Gesamtbefinden informiert.

Man möge sich das einmal vor Augen halten: Jede Sekunde sterben im Körper ca. 7 Millionen Zellen, die ihr Soll erfüllt haben. Damit das Gleichgewicht und die Aufgabenerfüllung gewahrt bleiben, ist die Ausbildung einer gleich großen Anzahl neuer Zellen notwendig. Mit diesen Andeutungen kann man die ungeheure Wichtigkeit eines exakt funktionierenden intrakorporalen Informationssystems erahnen.

Die Informationen gesunder Zellen unterscheiden sich von denen kranker oder absterbender Zellen.

Man kann es auch anders formulieren: Jede Zelle unseres Körpers besitzt im gesunden Zustand eine bestimmte charakteristische Schwingung, die natürlich noch organspezifisch differenziert ist (s. auch unter Resonanzketten). Erkrankte Zellen/Zellverbände besitzen eine pathologisch abgeänderte Schwingungsqualität. Hier setzt die Idee der Mora-Therapie an (Mora ist ein Kunstwort der ersten Buchstaben der Namen Morell und Rasche). Man greift die Schwingungen des Körpers mit bestimmten Elektroden ab, führt sie einem Gerät zu, das durch eine komplizierte elektronische Schaltung diese Schwingungen bearbeitet und diese veränderten Schwingungen dem Patienten über eine zweite Elektrode wieder zuführt.

Bestimmte organische Molekülstrukturen haben die Eigenschaft, mit harmonischen menschlichen Körperschwingungen in Resonanz zu treten. Mit Hilfe der Elektronik ist das Gerät somit in der Lage, zwischen harmonischen (gesunden) und disharmonischen (ungesunden) Schwingungen zu differenzieren.

Das ist von entscheidender Bedeutung, weil damit folgende Vorgänge möglich sind:

1. Physiologische Schwingungen können abgegriffen und verstärkt dem Organismus wieder zugeführt werden. Das bedeutet eine Stärkung der Selbstheilungskräfte des Organismus.

2. Durch die Separationsmöglichkeit der disharmonischen von den harmonischen Schwingungen können jene ihrerseits entweder ausgeblendet oder, viel genialer, auf bestimmte Weise dem Körper wieder zugeführt werden. Aus der Wellenphysik ist bekannt, daß Wellenberg und Wellental zweier aufeinandertreffender Wellen einander auslöschen.

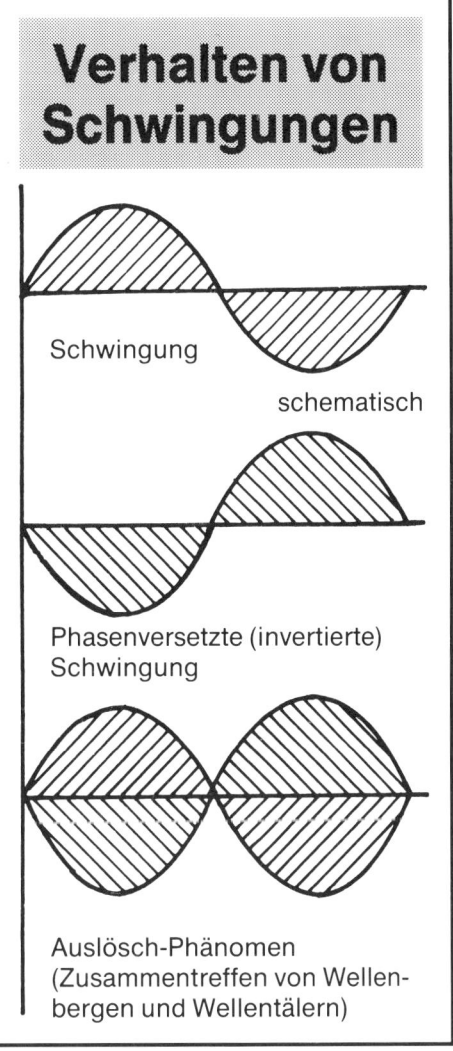

ABB. 1 Grundprinzip der Mora-Therapie

Dieses Phänomen macht man sich zunutze, indem die pathologischen Schwingungen vom Gerät um 180 Grad phasenversetzt werden (Fachausdruck: invertieren), dem Körper via Elektrode wieder zurückgegeben werden und somit für den Zeitpunkt der Therapie die im Körper befindlichen pathologischen Schwingungen auslöschen – für den Körper eine Art Erholungsphase oder bioelektronische Kurzkur, die dem Immunsystem die Möglichkeit der Regeneration gibt.

Die diversen Möglichkeiten der Schaltung werden in der folgenden Abbildung gezeigt.

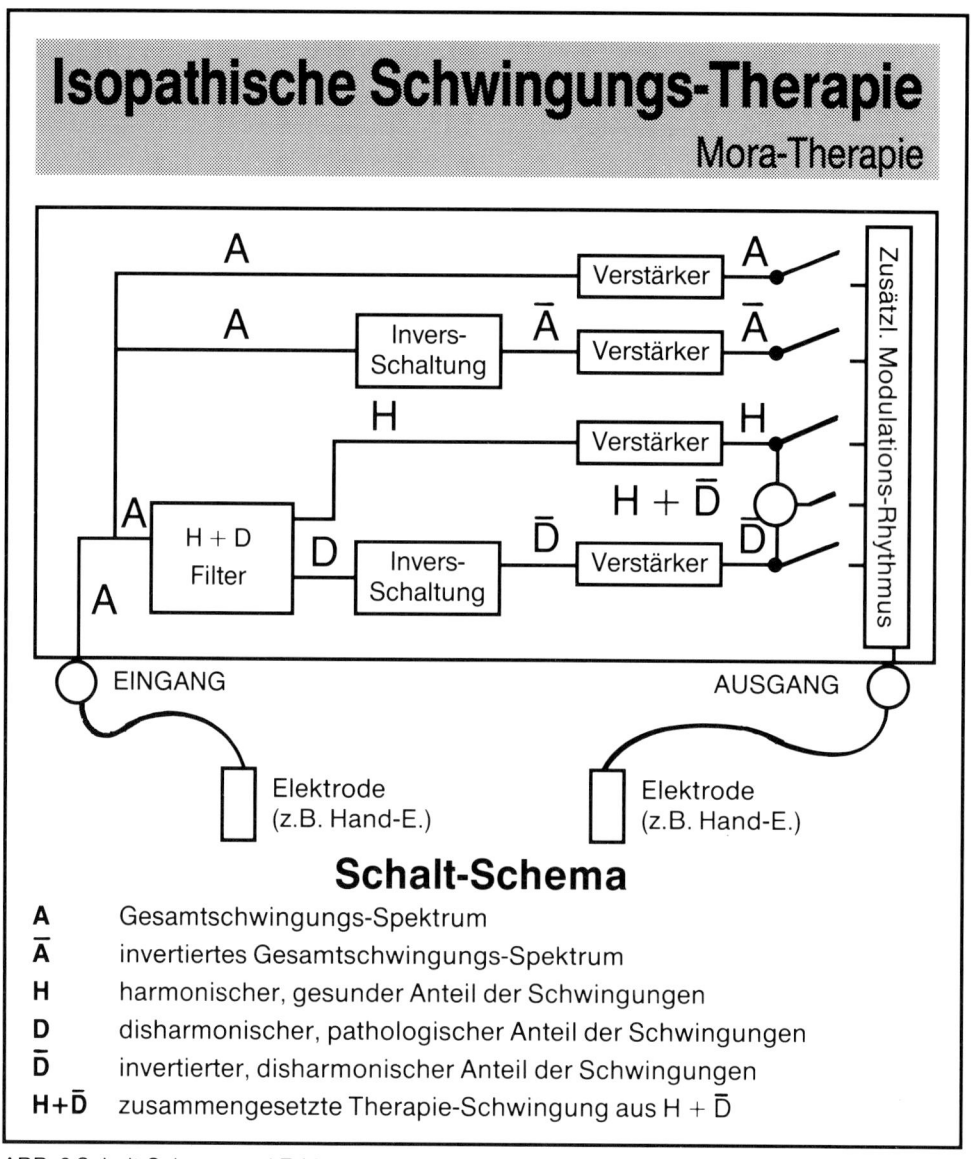

Isopathische Schwingungs-Therapie
Mora-Therapie

Schalt-Schema

A	Gesamtschwingungs-Spektrum
$\overline{A}$	invertiertes Gesamtschwingungs-Spektrum
H	harmonischer, gesunder Anteil der Schwingungen
D	disharmonischer, pathologischer Anteil der Schwingungen
$\overline{D}$	invertierter, disharmonischer Anteil der Schwingungen
$H+\overline{D}$	zusammengesetzte Therapie-Schwingung aus $H + \overline{D}$

ABB. 2 Schalt-Schema und Erklärungen zur Mora-Therapie

Der Querstrich über den Buchstaben bedeutet Inversion oder Umwandlung durch Phasenversetzung.

Für diese Schwingungen wurde der Begriff „ultrafein" geprägt, streng genommen kein physikalischer Begriff, doch er macht das Neuartige dieses Konzepts am besten deutlich. „Ultrafein" bedeutet äußerst subtil in der materiellen physischen Seinsschicht, aber sehr wirksam im biologischen Bereich.

An dieser Stelle müssen wir uns das sechsdimensionale Weltbild von Burkhard Heim wieder in Erinnerung rufen. Diese biologischen Informationen (d.h. Information der Biosphäre) liegen definitionsgemäß auf oder längs der x5-Achse des sechsdimensionalen Kosmos und nur zu einem geringen Bestandteil in der uns bewußten Raum-Zeit-Welt. Dieser Anteil durchdringt zwar das x1 – x4 – Raum-Zeit-Kontinuum, ist aber mit herkömmlichen physikalischen Methoden außerordentlich schwer meßbar.

Zusammenfassend kann man sagen: Die Mora-Therapie bedient sich informativer, dem Körper abgegriffener Signale, die nach entsprechender Verarbeitung als Steuerimpulse an die Biosphäre (x5-Koordinate) des Menschen zurückgegeben werden und so diese übergeordneten Schichten des Organismus zur Selbstheilung anregen.

Ideal wird diese Therapie durch Abrundung mit homöopathischen und naturheilkundlichen Mitteln und zusätzlicher Applikation von Farben sowie der im folgenden zu besprechenden Indumed-Therapie.

Indumed-Therapie

Magnetfeldgeneratoren werden in der Medizin besonders in der Orthopädie und Chirurgie eingesetzt. Diese Geräte arbeiten mit relativ hohen Gauß-Stärken.

An dieser Stelle müssen wir ein Bekenntnis einschieben: Es ist einem normalen Physiker unmöglich, die Begriffe Elektrizität und Magnetismus zu erklären, ohne in komplexes Formeldenken zu flüchten. Man hat sich daran gewöhnt, mit diesen Erscheinungen zu arbeiten, ohne aber im Innersten eine plausible und verständliche Erklärung zur Hand zu haben.

Zurück zum Indumed-Gerät. Dieses Gerät arbeitet mit der Stärke des Erdmagnetfeldes und somit in beruhigend physiologischen Größen. Über Richtinduktoren, in denen gewöhnliche Magnete durch Ionenimplantation Spurenelemente eingebracht wurden, können zwei interferierende Frequenzen dem Körper appliziert und somit die Autogenese des betreffenden gestörten Areals anregen. Weiterhin stehen Farbtests zur Ermittlung einer individuellen Grundfrequenz zur Verfügung.

Eine von Dr. Ludwig entwickelte Super-Einstellung mit einer feststehenden Heilungsfrequenz kombiniert erlaubt dem Organismus, mit heilenden und notwendigen Frequenzen, die in einem wellenschaukelartig angebotenen Gesamtfrequenzspektrum enthalten sind, in Resonanz zu treten.

Näheres über dieses für die Kieferorthopädie, Kieferchirurgie und Kiefergelenks-Muskelschmerz-Therapie außerordentlich wirksame Gerät möge in dem Buch „Diagnose- und Therapieverfahren im ultrafeinen Bioenergie-Bereich" (Haug-Verlag), nachgelesen werden.

Einsatz in der Zahnheilkunde

Lassen Sie mich Ihnen das umfangreiche Therapiespektrum in einer Übersicht nahebringen.

MORA-Therapie
in der Zahn-Heil-Kunde

1. Akute Schmerzfälle
2. Lymph-Aktivierung
3. Prä- und postoperative Begleittherapie
4. Paradontologische Begleittherapie
5. Kiefergelenkserkrankungen/ Myoarthropathien
6. Prothetik
   a) Postpräparatorische Traumen
   b) Beschwerden nach Eingliederung prothetischer Arbeiten
7. Begleittherapie in der Kieferorthopädie
8. Narben-Entstörung/-Nachbehandlung
9. Begleittherapie bei Herdsanierungen
   a) Vorbehandlung der Herdregion
   b) Nachbehandlung der Herdregion
   c) „Schutz"-Therapie der gestörten Resonanzzonen
10. Neuralgiforme Gesichtsschmerzen/ Trigeminus-Neuralgie
11. Therapie über die Mundakupunktur-Punkte
12. Amalgam-Enttoxinisierung
13. Ausleitung dentaler Allergene
14. Individualisierung von Heilmitteln

TABELLE 14   Dr. Dietrich Volkmer

Niemand möge aber auf die Idee kommen, damit sei eine große Zahl von zahnärztli-

chen Maßnahmen überflüssig. Der Einsatz der biophysikalischen Methoden wird aber die Arbeit des Zahnarztes erleichtern und seine Mißerfolgsquote reduzieren. Da im Gegensatz zu den in den vorigen Kapiteln geschilderten Verfahren die Literatur über dieses neue Gebiet noch recht spärlich ist, sind zu den einzelnen Einsatzgebieten einige Worte unerläßlich.

1. Akute Schmerzfälle

Eine Domäne der biophysikalischen Therapie! Mit Farbtherapie (in der Regel blau) und der Moratherapie gelingt es oft überraschend schnell, die Schmerzen zu beseitigen bzw. die Schmerzen auf ein erträgliches Maß zu reduzieren. Natürlich wird in jedem Fall eine akute Pulpitis durch eine profunde Karies damit nicht auszuheilen sein. Eine hyperämische, gereizte Pulpa ist vielfach damit erfolgreich anzugehen.

2. Lymphaktivierung

Im Kapitel Kieferorthopädie wird die Wichtigkeit des Lymphflusses hervorgehoben. Zusätzlich zu der Eigentherapie des Patienten (Lymphdrainage mit aktivierenden Salben, Homöopathika) kann eine Mobilisierung des Lymphabflusses mit Farbe (orange oder gelb), Iontophorese der Salben, Farblichtbestrahlung der Lymphpunkte und Mora-Therapie-Berollung stattfinden. Damit stehen uns eine Reihe von Maßnahmen für dieses Stiefkind der Zahnmedizin zur Verfügung.

Für die Kieferorthopäden wäre der Einsatz eines der erwähnten Geräte als Zusatztherapie bei Kontrolluntersuchungen der Garant für eine bessere Entwicklung.

3. Kieferchirurgie

Meine Erfahrungen in Zusammenarbeit mit Kieferchirurgen haben eines eindeutig bewiesen: Problematische Wundbereiche heilen unter einer Vor- und Nachoperationstherapie einfach beschwerdefreier aus. Rezidive nach notwendig gewordenen Zweitoperationen tauchten nicht mehr auf. Die Mora-Therapie mit der Invertierung der Schwingungen gibt dem Therapeuten die Chance, das pathologische Gewebe in den Eingang des Gerätes zu geben und die invertierte Information dem Körper als Ausscheidungshilfe und Heilanregung zuzuführen. Ein Novum in der Geschichte der Medizin – was normalerweise für den Abfalleimer bestimmt ist, falls nicht der Pathologe oder eine Nosodenherstellungsfirma daran interessiert sind, wird zum Hilfsmittel der Behandlung. Eine elektronische Auto-Nosode, könnte man sagen, frisch aus eigenem erkrankten Gewebe hergestellt.

4. Parodontologie

Die manuelle Behandlung, sei es eine Curettage oder aufwendigere Parodontalchirurgie, kann niemals durch Strahl oder Schwingungen ersetzt werden. Eine noch so perfekte Chirurgie nützt dem Patienten jedoch nichts, wenn nicht zugleich einige andere Themen berücksichtigt werden:

a) Ernährung

b) Intraorale Mikroflora und Darmflora

c) Der Vollständigkeit halber: Amalgam, Werkstoffe, Kronenränder, Okklusion

Die Wichtigkeit der Mundhygiene bedarf wohl keiner weiteren Erwähnung! Der Punkt b) bedarf einer weiteren zusätzlichen Erläuterung. Der Mund ist der Eingang des gesamten Verdauungsschlauches. Im Zuge einer ganzheitlichen Betrachtungsweise ist das eine nicht ohne das andere zu sehen. Im Klartext: Störungen im Mundbereich, z.B. eine pathologische Mundflora, wird zwingend Auswirkungen auf den Rest des Verdauungstraktes haben, so wie ein pathologisch besiedelter Darm – heute fast die Regel – Veränderungen des Mundmilieus nach sich ziehen muß.

Vor Einleitung einer umfangreichen Behandlung kann das Terrain mit den angegebenen Methoden verbessert und zusätzlich der Abstrich als Autonosode über das Mora-Gerät gegeben werden. Für die Wundheilung gilt das unter Ziffer 3 Gesagte.

5. Kiefergelenkserkrankungen/Myoarthropathien

Im eigentlichen Kapitel darüber werden die energetischen Zusammenhänge aufgezeigt. Nunmehr besitzt der Zahnarzt die großartige Möglichkeit, neben der Schienen-Therapie die Lymphe anzuregen, Salben in die Haut einzuschleusen und als wichtigstes mit der „elektronischen Homöopathie" die mitbeteiligten Meridiane des Magens, des Endokriniums, der Gallenblase und des Dünndarms über die entsprechenden Akupunktur-Punkte zu behandeln – eine echte ganzheitliche Therapie, besonders, wenn die häufigen psychischen Hintergründe mit ins Behandlungsdenken einbezogen werden. Ausgezeichnete und tiefgreifende Hilfen sind die von dem genial-medial begabten englischen Arzt Dr. Bach gefundenen Bach-Blütenmittel sowie die neueren, z.T. mehr auf kollektive Unbehagensphänomene ausgerichteten kalifornischen Blütenessenzen. Eine Beschäftigung damit ist in jedem Fall lohnenswert.

6. Kronen-Brücken-Prothetik

Auf der Basis der besprochenen biophysikalischen Wege haben wir die Möglichkeit, die (leider nicht gänzlich vermeidbaren) Noxen an den präparierten Zähnen durch eine sofortige Begleittherapie auf ein vertretbares und für den Körper akzeptables Minimum zu reduzieren.

Schäden durch das Monomer der Provisorien-Kunststoffe und Säureschocks nach dem Einsetzen sind vermeidbare Fehler, die – wenn trotz aller Vorsicht doch einmal aufgetreten – einigermaßen behoben werden können, wenn die Therapie möglichst bald nach der Einwirkung eingeleitet wird. Gerade bei solchen Schäden zeigt sich die Einmaligkeit der biophysikalischen Isopathie, d.h. Invertierung der diagnostizierten oder vermuteten Reizstoffe durch das Mora-Gerät und Applikation über geeignete Elektroden in die Nähe des Odontons.

Die Punkte 7 – 11 werden in anderen Kapiteln abgehandelt oder sie stellen Randgebiete dar, die wir außer acht lassen wollen.

12. Amalgam-Enttoxinisierung

Neben der im Anhang aufgeführten Standard-Ausleitung (Elektroakupunktur-Ärzte/Zahnärzte können die individuelle Ausleitung mit ihren Methoden austesten) besitzen wir mit dem Mora-Gerät die Möglichkeit, Patienten schwingungsadaptiv zu therapieren. Entscheidend ist somit immer die aktuelle pathologische Noxe und ihr Ausmaß. Einfacher ausgedrückt: Das Gerät paßt sich schwingungsmäßig an den Patienten und seinen Zustand in dem Moment der Behandlung an. Um aber nicht allzu euphorische Stimmung über diese „kinderleichte" Heilmethode aufkommen zu lassen: Ganz so einfach, wie es klingt, ist es auch nicht, ein bißchen Training der grauen Hirnzellen des Arztes gehört schon dazu, und alles kann ein Gerät

auch nicht – sonst könnten sämtliche anderen Heilverfahren vom Markt genommen werden.

Direkt nach der Entfernung des Amalgams kann dieses als vom Patienten stammendes und ihn belastendes Material mit dem Mora-Gerät zur Entgiftung eingesetzt werden. Der Patient erfährt also nicht eine Therapie mit irgendeinem, sondern „seinem" Amalgam. Ausreichendes Trinken von ausleitendem Kräutertee oder stillem, aufnahmefähigem Wasser runden den Heilungsprozeß ab.

Und jetzt einmal Hand aufs Herz, liebe Kolleginnen und Kollegen: Wissen Sie eigentlich, wie stark Sie selbst durch dieses toxische Material mit seiner Quecksilberkomponente belastet sind? Ihre lieben Helferinnen vergessen, natürlich nicht in böser Absicht, die Schraubhülse des Amalgammischers festzudrehen. Beim nächsten Anmischen gibt sich das Quecksilber ein Stelldichein auf Ihrem Fußboden! Wir wissen, daß auch beim Herausbohren von Amalgam-Füllungen einiges an Belastungen auf Sie zukommt. Die Eigen-Moratherapie am Abend wäre daher für Sie ein kleines Trostpflaster für den Erwerb dieser leider nicht sehr billigen Geräte.

13. Individualisierung von Heilmitteln

Fängt man die Schwingungen am Ausgang des Gerätes z.B. in 30 %igem Äthylalkohol auf, kann der Patient mit diesen „Mora-Tropfen" die Ausleitungsbehandlung zu Hause fortsetzen. Das bezieht sich nicht nur auf das Amalgam, sondern auf alle toxischen Stoffe.

Trotz der relativen Ausführlichkeit, mit der dieses neue, große, sich am Horizont abzeichnende Gebiet abgehandelt wurde, ist es nur ein Unterkapitel dieses Buches und ersetzt nicht den Besuch von Basis- und Fortgeschrittenen-Kursen, die mit ausführlichem Bildmaterial und plastischen Demonstrationen das gesamte Programm praxisnahe darbieten können.

Es gibt noch weitere Verfahren, die aber den Umfang und die Zielsetzung dieses Buches sprengen würden. Zudem wird die kommende Zeit – die Astrologen sprechen vom Wassermannzeitalter, dessen herr-schender Planet Uranus Elektronik und Aufbruch in neue Bewußtseinsräume symbolisiert – mit Sicherheit neue und für uns zum jetzigen Zeitpunkt unvorstellbare Therapieformen bringen. Es ist immer wieder erstaunlich, wie aus der Tiefe des Bewußtseins intuitive Ideen an die Oberfläche kommen und kreative Impulse im Menschen freisetzen.

Alles fließt, sagte Heraklit, „panta rhei". Das Wesentliche dieser Welt ist die ununterbrochene Bewegtheit, der Fluß der Dinge. Das einzig Beständige ist die Veränderung.

Kinesiologie – mehr als ein Zuckertest.

Von dem amerikanischen Forscher G. Goodheard stammt der Ausspruch:

Unser Körper ist verzwickt einfach und einfach verzwickt.
Entwickelt man die richtige Meßmethode für den richtigen Zustand, erhält man die richtige Antwort.

Das Wort Kinesiologie kommt aus dem Griechischen und bedeutet ungefähr soviel wie „Bewegungslehre der Muskulatur". Der verblüffendste Einstieg in das Verständnis der Kinesiologie oder auf englisch: „Touch for Health" (Gesund durch Berühren) ist der Zuckertest. Man läßt den Probanden den rechten Arm ausstrecken und bittet ihn, gegen den nach unten ausgeübten Druck des Testers Widerstand zu leisten.

Falls nicht widrige Umstände vorliegen, z. B. eine Lebererkrankung, ein Schulter-Arm-syndrom oder eine allgemeine Schwäche, wird der Proband dem einfühlsam ausgeübten Druck des Testers mit seinem Deltoid-Muskel Paroli bieten können.

Gibt man nun dem zu Testenden ein Stück Zucker in die andere Hand und führt den Test erneut durch, so wird der Deltoid-Muskel, meist zum Erstaunen des Probanden, eine deutliche Schwächung erfahren.

Wie kann man das erklären?

Der Körper ist ein vermaschtes, vernetztes System von energetischen und regulatorischen Kreisen.

Bringt man ein den Körper schädigendes Material (z. B. Zucker, es könnte aber auch ein beliebiges anderes unverträgliches Mittel sein) mit ihm in Kontakt, d. h. in eine sei-ner Somatotopien, so wird zwingend der Organismus auch als Gesamtheit reagieren.

Zucker ist trotz aller Beteuerungen der Zuckerindustrie ein Kunstprodukt, das in dieser Reinheit dem Körper im Laufe seiner evolutiven Entwicklung nie in dieser Form angeboten wurde. Sämtliche in der Natur vorkommenden Zucker kommen als sogenannte komplexe Kohlenhydrate vor, entweder als Polysaccharide oder Monosaccharide, aber immer in Begleitung von Mineralien, Spurenelementen, Vitaminen und sonstigen z. T. heute noch unbekannten Wirkstoffen. Diese Wirkstoffe werden vom Organismus bei der Verarbeitung der Glukose (Blutzucker) bis hin zu Kohlendioxid und Wasser als notwendige Hilfsmittel benötigt.

Den sog. isolierten oder raffinierten Kohlenhydraten fehlen diese natürlichen Begleitstoffe.
Zucker ist einfach nur Kalorie, Energieträger, Nahrungsmittel, aber kein Lebensmittel. Der Körper spürt dieses (schädliche) Defizit und reagiert sofort – der Muskel wird schwach.

Die Kinesiologie ist somit eine gerätelose Variante der Elektroakupunktur-Verfahren. Auf diese Erkenntnis ist eine große Reihe von diagnostischen und therapeutischen Systemen aufgebaut worden, die bis zur Verhaltenskinesiologie gehen, deren Betrachtung im Detail nun aber zu weit führt.

Ich möchte den zahnärztlichen Praktikern zwei Systeme vorstellen, die sich bei meinen Untersuchungen als Schnelldiagnose bewährt haben und die uns mit einem Mini-

mum an Aufwand relativ viel Information
bieten.

Dieses Wissen verdanke ich in erster Linie
dem Amerikaner George Eversaul.

a) Testen von Mängeln

Wie kann ich mir in der Praxis ohne
umfangreiche Blut- und Gewebeunter-
suchungen einen Überblick über den
Zustandspegel der wichtigsten Mineralien, Vitamine und einiger weiterer Män-
gel verschaffen?

Der Amerikaner Riddler fand eine Reihe
von Punkten, die uns diese Fragen mittels Kinesiologie-Test beantworten.

Wird der zuvor als stark getestete Deltoid-Muskel beim Berühren mit dem Finger der anderen Hand schwach, so deutet dies auf das Vorliegen einer Mangel-
oder Schwäche-Situation hin.

Die nachfolgende Tabelle zeigt eine
Übersicht der zu prüfenden Punkte/
Areale.

Die Bedeutung für den Zahnarzt liegt
darin, sich in Kürze eine Übersicht zu verschaffen, die ihm eine Erleichterung für
viele therapieresistente zahnärztliche
Probleme liefern kann.

Was nützt die präziseste Parodontalthe-
rapie einschließlich Knochenchirurgie
etc., wenn der Patient einen ausgepräg-
ten Calcium-, Magnesium- und Vitamin-
C-Mangel hat?

b) Testen von Schwächen

Auf ähnliche Weise kann die Okklusion
kontrolliert oder können die Kiefergelenke geprüft werden.

Es ist immer wieder verblüffend, welch
kleine (wie wir oft meinen) Störungen
den Menschen aus seinem mühsam aus-
balancierten Gleichgewicht bringen.

Der Muskeltest reagiert ebenso oder noch
subtiler als das feinste Blaupapier. Ja, mit

KINESIOLOGIE
Mineralstoffe, Vitamine etc.

Vitamin A	Rechtes Augenlid
Vitamin B	Zungenspitze
Vitamin C	Mitte linkes Schlüsselbein von unten
Calcium	Anfang linkes Schlüsselbein 2-fingerbreit lat.
Ess. Fettsäuren	Anfang rechtes Schlüsselbein 2-fingerbreit lat.
Vitamin E	Mitte rechtes Schlüsselbein von unten
Magnesium	2-fingerbreit unterhalb des Nabels
Thymus	Mitte Manubrium
HCl Magen	Linker Rippenbogen, 1 Handbreite caudal vom Proc. xiphoideus zwischen 8. und 9. Rippe
Pankreasfermente	2-fingerbreit rechts vom Nabel
Lactobazillen	Rechter Rippenbogen anolog wie HCl
Spurenelemente	Mitte des Adamsapfel (nicht zwingend)

✳ ✳ ✳

Lymphabfluss Kopf	Daumen und Mittelfinger auf Lymphonodi sub-mandibulares beidseits
Dickdarmflora	Akupunkturpunkt Di 20 bds. (nicht zwingend)
Okklusion	Zähne aufeinander beissen lassen
Kiefergelenk	Mittelfinger auf das jeweilige Gelenk

✳ ✳ ✳

Im Prinzip ist jedes Organ durch direkten
Kontakt oder über die Akupunktur-Punkt-
Kontakte testbar.

TABELLE 15   Dr. Dietrich Volkmer

etwas Übung können Sie sogar belastende Zähne damit aufspüren. Nach einer Mora-Behandlung beispielsweise können Sie die therapeutische Ansprache testen: Der Muskeltest zeigt Ihnen genau, ob Sie richtig liegen.

Eine zweite Einsatzmöglichkeit für den Zahnarzt, der sich mit Kiefergelenks- und Muskelproblemen befaßt, ist die Ermittlung der idealen Bißhöhe für Schienen und Aufbißbehelfe.

Leider wird diese doch außerordentlich wichtige Einstellung allzu häufig einem Techniker überlassen, der diesen Patienten a) nie gesehen hat und b) dessen Problematik nicht kennt — und irgendeine beliebige Bißhöhe an hoffentlich gelenkbezüglich justierten Modellen im Artikulator einstellt.

Welche Bedeutung hat eigentlich eine solche Schiene?

Eine Schiene ist ein Urlaubsort, an den der Patient geschickt wird, um sich, sein Gelenk und seine Muskulatur entspannend zu erholen. Je erholsamer der Urlaub, desto besser wird der Patient an seine Arbeit zurückkehren.

Nun kann niemand ständig sein Domizil auf einer Ferieninsel aufschlagen, sondern irgendwann muß er sich wieder den Anforderungen des Lebens stellen, es sei denn, er ist ein begüterter Frührentner. Somit ist eine Aufbißschiene nur eine mechanische Zwischenlösung, die sich selbst wieder überflüssig machen sollte.

Die richtige Buchung für die Ferien heißt: Ermittlung der benötigten Bißhöhe.

Diese Möglichkeit gibt uns die Kinesiologie. Mit in ¼ mm-Stärke abgestuften Plättchen, die beim Muskeltest zwischen die Zahnreihen gelegt werden, kann die ideale Höhe zur Angabe für den Techniker ermittelt werden. Es ist immer wieder interessant zu spüren, wie die Stärke des Muskels zunimmt, dann ab einer gewissen Plättchenstärke wieder abnimmt (ähnlich einer Sinusschwingung über der X-Achse).

In wenigen Worten können wir daher sagen: Die Beschäftigung mit der (dentalen) Kinesiologie lohnt sich, da man mit einem Minimum an Aufwand respektable Informationen erhält.

Mundakupunktur — die orale Ferntherapie

Zuweilen hat eine nicht mehr ausgeübte Berufsausbildung, da man in ein anderes Fach übergewechselt ist, etwas Gutes.

Dem Hals-Nasen-Ohren-Arzt Dr. Gleditsch gab ein abgeschlossenes Zahnmedizin-Studium immerhin die Sicherheit, sich in einem Gebiet zu bewegen, das für andere Ärzte terra incognita ist, es sei denn, ein Blick auf die Zunge wird riskiert oder ein Durchblick auf die Tonsillen.

Bekannt ist die Palpationsmethode der klinischen Funktionsanalyse, die Imbalancen der oro-facialen Muskulatur aufdeckt.

Dr. Gleditsch entdeckte eine Reihe von Punkten, die wie eine Perlenkette buccal der Zähne liegend an der Wangenschleimhaut entlanglaufen (s. Abb. 3)

Diese Punkte waren oder wurden dann druckdolent, wenn eines der zu dieser Resonanzkette gehörenden großen Organe (s. dort) energetisch oder bereits funktionell gestört war. In Analogie zu den Körperakupunkturpunkten nannte Gleditsch sie Mundakupunkturpunkte (aus Platzgründen will ich sie einfach MAP nennen).

Der restliche Organismus spiegelt sich also im Mund — wir nennen dies eine Somatotopie — ähnlich wie sich in der Iris, am Ohr, in der Nase oder auf den Fußsohlen der gesamte Mensch wie ein verkleinertes Abbild zwar nicht maßstabsgetreu, aber analog widerspiegelt.

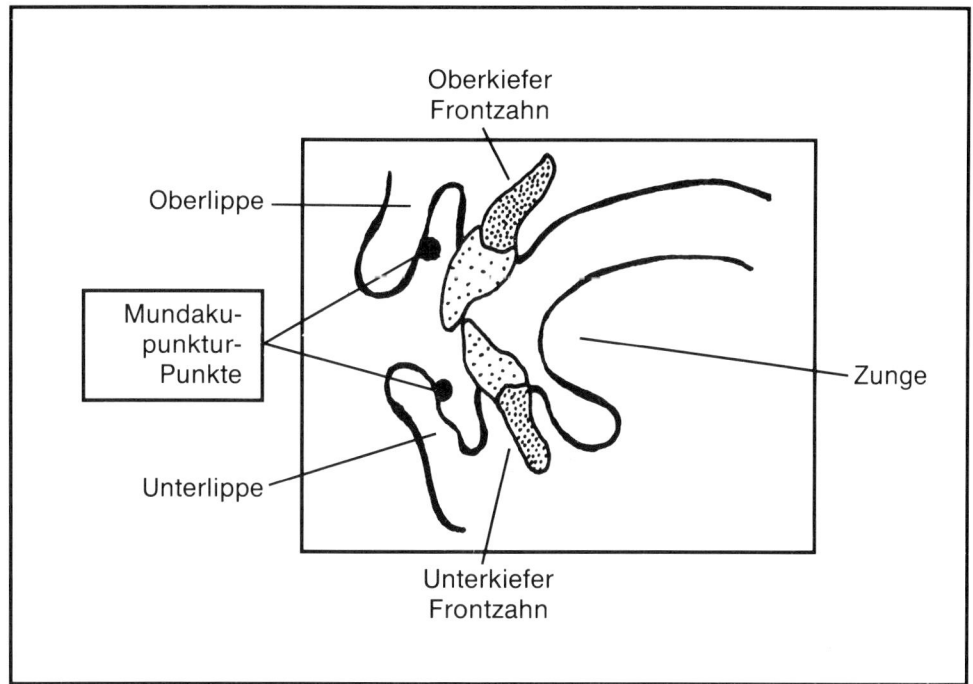

Oberkiefer
Frontzahn

Oberlippe

Mundaku-
punktur-
Punkte

Zunge

Unterlippe

Unterkiefer
Frontzahn

ABB. 3 a Lage der Mundakupunktur-Punkte im Frontzahngebiet

Das ist natürlich ein Novum in der Zahnheilkunde: Mit dem Finger im Mund (des
Patienten natürlich, bei sich selbst geht's
nicht so gut) durch Druck einen diagnostischen Überblick über andere Organe zu
erlangen. Aber das ist noch nicht alles.
Durch Injektion in diesen Punkt mit bestimmten Präparaten (Neuraltherapeutika
bzw. Organpräparaten) ist eine therapeutische Beeinflussung der dazugehörigen
Organe möglich. Somit eröffnet sich für
den Zahnarzt die Möglichkeit, in seinem
ureigensten Tätigkeitsumfeld mit der
Kenntnis der Resonanzketten eine beglei-
tende Therapie eines angekoppelten
Organs bei irgendwelchen Zahnheilbe-
handlungen durchzuführen und somit eine
Optimierung seines Tuns anzustreben.

Auf einen nicht uninteressanten Zusammenhang möchte ich noch hinweisen, der
wie kein anderer die Einheit des gesamten
Verdauungstraktes illustriert, in diesem
speziellen Fall die energetische Zusammen-
gehörigkeit von Anfang und Ende.
Ist der am Beginn des Oberkiefer-Frenu-
lums (Lippenbändchen) gelegene MAP bei
Druck empfindlich, so kann das ein Hinweis
auf Störungen/Veränderungen im Analbe-
reich sein. Kommt erschwerend ein unterer
linker erster vitaler Molar (36) oder eine
Restostitis/Zyste in diesem Gebiet hinzu,
das eine energetische Wechselbeziehung
zum Enddarmgebiet hat, so kann man mit
bis zu neunzigprozentiger Sicherheit das
Vorliegen von Hämorrhoiden, Analfisteln
oder Divertikeln voraussagen. Die Kirlian-

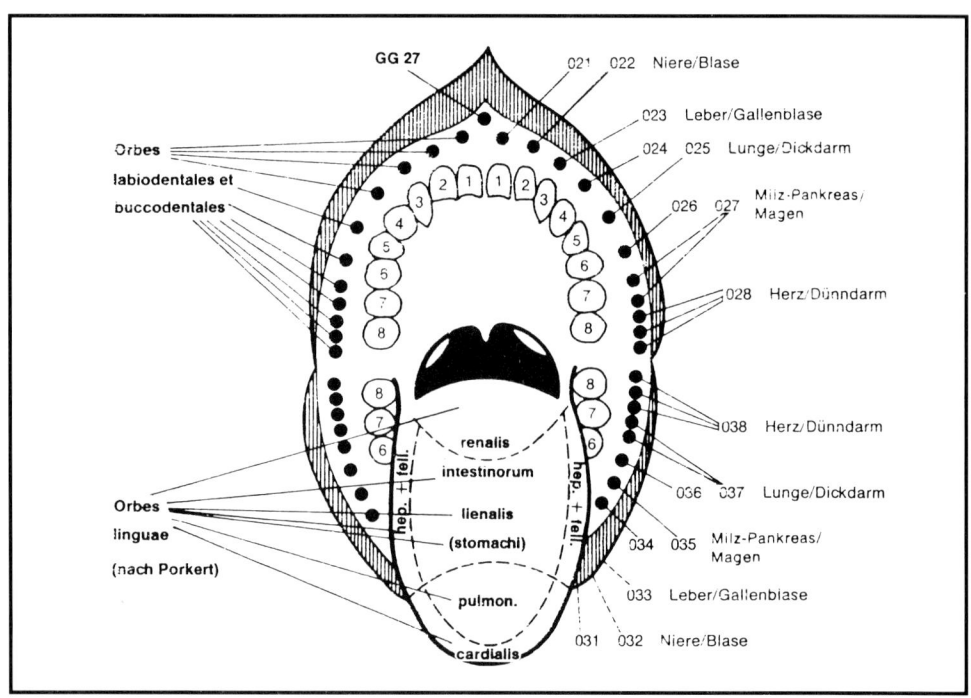

ABB. 3 b Anordnung der Mundakupunktur-Punkte (schematisch). Bildquelle: J. Gleditsch,
Mundakupunktur, erschienen im WBV Biologisch-medizinische Verlags GmbH Schorndorf

Fotografie zeigt als Kontrolle Punktprotu-
beranzen im linken Zeigefingerumfluß in
der 6-Uhr-Region.Nach meinen Beobachtungen verschwindet die Druckdolenz des
MAP nach ordnungsgemäß durchgeführ-
ter Eliminierung des Kieferherdes.

So gibt es eine Reihe von weiteren interessanten Phänomenen: Ein gestörtes MAP
am oberen oder unteren 3er kann ein Hinweis auf eine durchgemachte Hepatitis
sein.

Empfehlenswert ist das Buch von Dr. Gleditsch „Mundakupunktur".

Die Beschäftigung mit diesen Resonanzketten erlaubt dem aufgeschlossenen Zahnarzt den Blick über sein bisheriges Sichtfeld
hinaus, das für ihn oft zum Horizont der
Bequemlichkeit geworden ist.

Horizonte sind dazu da, hinterfragt und
hinterschaut zu werden.
Denn: Hinter dem Horizont geht's immer
weiter.

Kronen und Brücken —
Der Zahnarzt als Pontifex minimus

Das Präparieren und Eingliedern von Kronen und Brücken ist eines der wichtigsten Bestandteile der zahnärztlichen Therapie, helfen sie doch dem Patienten

a) sein reduziertes Kauvermögen wieder herzustellen
b) zerstörte Zähne, die mit einer Fülltherapie kaum zu erhalten sind, zu rekonstruieren
c) ihn entstellende und benachteiligende Lücken oder sonstige Defekte kosmetisch zu korrigieren und sein Selbstwertgefühl wieder herzustellen.

Über eines müssen wir uns im klaren sein: Jeder Zahn ist ein lebendiges Organ und kein Gipsklotz, den man nach Gutdünken zurechtstutzen kann.

Eigene Fehler in der Vergangenheit zeigten mir die außerordentliche Wichtigkeit einer schützenden und schonenden Begleittherapie. Es gilt, dem arg strapazierten Zahn kräftigend zur Seite zu stehen und ihm ein Abgleiten in einen chronischen Dauerzustand post praeparationem zu ersparen.

Jede Überkronung, ja bereits jede große Füllung bedeutet für einen Zahn eine mehr oder weniger aktive Auseinandersetzung mit diesem großen Substanzverlust (lebendiger Substanz!).

Je unvorsichtiger, je brutaler das Schleifen vorgenommen wird, desto größer die Folgen.

Unter der Großzahl der mit der schnelllaufenden Turbine abgeschliffenen Zähne befindet sich ein Zahn mit einer chronischen Pulpitis. Nun werden Sie fragen: Ist das wirklich so bedeutungsvoll? Jeder —

und das gilt für alle körperlichen Vorgänge ohne Ausnahme — chronische Prozeß bedeutet Vorliegen einer Unruhezone, die vom Organismus in Schach gehalten und besänftigt werden muß. Auf einen Nenner gebracht: Es kostet Kraft.

Eine chronische Pulpitis vermag eine gesamte Resonanzkette zu stören.

Beispiel: Eine Patientin leidet unter Störungen der Gallenblase. Nach fetten Speisen treten oft Oberbauchbeschwerden rechts auf. Nun wird der obere rechte Eckzahn für eine Krone beschliffen. Danach werden die Oberbauchbeschwerden häufiger; nach einer Gallenkolik wird durch Sonografie ein großer Stein entdeckt und die Gallenblase entfernt.

Wie oft habe ich schon gehört: Seitdem ich die vielen Kronen im Mund habe, fühle ich mich nicht mehr so wie vorher.

Es gibt Patienten, deren gesamtes energetisches Gefüge dermaßen miserabel ist, daß eine umfangreichere Kronen-Brücken-Versorgung mit den unumgänglichen Strapazen (Injektionen, langes Mundaufhalten, diverse Anproben etc.) zu diesem Zeitpunkt absolut kontraindiziert ist. Der Patient rutscht in ein noch tieferes Niveau ab.

Es gibt heute objektive Diagnose-Methoden, die uns diesen Zustand anzeigen (Decoderdermografie, Energetische Terminalpunkt-Diagnostik = Kirlianfotografie). Dieser Patient gehört erst in die Hände eines biologisch orientierten Arztes, der ihm bei einer Regeneration der Körperkräfte helfend zur Seite stehen kann.

Auf diesem Gebiet wird leider in vielen Praxen zuviel gesündigt. Es ist außerordentlich schwer, die entstandenen Schäden *danach* zu reparieren.

Kleine Defekte sollten, wenn immer möglich, auch durch eine konservierende Versorgung behandelt werden, die sich an der Größe dieses Defektes orientiert.

Manchmal wird folgendes beobachtet: Aus bestimmten Gründen müssen kleine zweiflächige Amalgamfüllungen an Molaren entfernt werden. Die ideale Lösung ist natürlich eine zweiflächige Goldfüllung. Irgendwann kommt dann der Patient zu einer Nachkontrolle. Anstelle des erhofften Inlays, dessen Präparation natürlich mit wenig Substanzverlust verbunden ist, ziert diesen Zahn eine Krone. Und weil es ein oberer Siebener ist, sind Kaufläche und Wangenseite mit Keramik verblendet. Auf meine von leichter Enttäuschung getragene Frage nach dem „Warum-denn-nur" kommt dann meist die stereotype Antwort: „Mein Zahnarzt meinte, es sei für mich so besser".

Das ist sinnlose Amputaion körpereigener Substanz! Zum Glück ist diese Einstellung nicht allzu häufig.

In wenigen Worten kann man zusammenfassend sagen:

1. Bei Überkronungen immer Nutzen und Schaden für den Patienten gegeneinander abwägen. Im Zweifelsfall die Hilfe eines Arztes/Zahnarztes in Anspruch nehmen, der sich übergeordneter Meßmethoden bedient.

2. Begleittherapie bei jeder Sitzung (Präparation, Anprobe, Eingliederung).

3. Touchieren des beschliffenen Zahnes mit sedierenden Flüssigkeiten (s. unter Tips am Ende des Buches).

4. Sehr wichtig: Nie mit der Turbine im Dentin und pulpennahen Bereich arbeiten. Wenn möglich, nur mit dem schnellaufenden Winkelstück präparieren (s. dazu Glaser-Türk: „Herdgeschehen"; Haug-Verlag).

Diese Maßnahmen, in den letzten Jahren meiner Praxis angewandt, haben die vorher öfter aufgetretenen unangenehmen Zwischenfälle drastisch reduziert.

Eine wachsende Zahl von verantwortungsbewußten Kollegen denkt inzwischen oder schon lange ebenso. Dort sind die Patienten in guten Händen.

Parodontologie —
von der Kraft und der Bissigkeit

Das deutsche Wort Zahnhalteapparat drückt in seiner sprachlichen Formulierung dieses häufig von mir aufs Korn genommene mechanistische Denken aus. Unter einem Apparat verstehen wir etwas Technisches, Konstruiertes, Lebloses.

Das ist nun die Halterung des Zahnes keineswegs.

Sie enthält, umfaßt und versorgt etwas außerordentlich Solides und Festes, die härteste Substanz im Organismus: den Zahn.

Das schöpferische Prinzip der Natur hat nicht von ungefähr die Zähne so hart gestaltet: Sie haben die Aufgabe der mechanischen Zerkleinerung der groben Materie, die erst dann durch die noch weiter verfeinernden Verdauungsprozesse des Dünndarms und der assimilativen Vorgänge in der Leber zu körpereigener Substanz transformiert werden können.

Diese banalen Dinge sind Ihnen gewiß geläufig.

An eine weitere übergeordnete Symbolik wird selten gedacht: Zähne sind der Ausdruck des marsischen Phänomens Aggression und zeigen somit die Kraft des Menschen an, sich mit dieser Welt , die doch so einige Schärfen hat, aktiv auseinanderzusetzen: physisch und psychisch.

Der Volksmund in seiner kollektiven Weisheit drückt es so trefflich aus: Sich durch das Leben beißen; jemandem die Zähne zeigen; an etwas zu kauen haben; das ist eine harte Nuß für jemanden etc.

Die Werbepsychologen haben sich in gekonnt einfühlsamer und verkaufsstrate-gisch gewitzter Manier dieses Thema vorgenommen, indem sie uns die Wichtigkeit des kraftvollen Zubeißens (auch akustisch) einsuggerieren.

Wer beißt schon gern in einen Apfel in steter Furcht, diesem Beißvergnügen eventuell einen (lockeren) Zahn opfern zu müssen oder gar mit dem wertvollen teuren Lebenssaft Blut die Bißstelle rot einzufärben.

Bei sämtlichen Aussagen steht die mechanische Tätigkeit für eine psychische Fähigkeit und/oder Unfähigkeit.

Bedenken Sie manchmal, was Sie als Zahnarzt tun, wenn Sie einem Patienten einen Zahn entfernen? Sie entfernen ihn (den Patienten) ein Stück von der oben geschilderten Fähigkeit. Das lateinische Wort „extrahieren" verschleiert wie so viele medizinische Fachausdrücke die Gegebenheiten für den Laien oder sprach-sensiblen Menschen.

Verständlicherweise kann ein Prothesenträger der Welt nicht mehr so offen und ehrlich die Zähne zeigen wie ein Vollbezahnter. Dethlefsen nennt es eine „gekaufte Bissigkeit".

Es gäbe über Symbolik und Mythologie der Zähne noch sehr viel zu sagen; hierüber soll jedoch in naher Zukunft eine gesonderte Betrachtung folgen.

Wie eine Manschette umgibt die Zahnhalterung dieses so harte Gebilde — eine anscheinend nicht immer leichte Aufgabe, wie sich aus der Anwesenheit eigener parodontologischer Abteilungen an den Universitätszahnkliniken unschwer schließen läßt.

Aggression, Aktivität, Angriff brauchen ein solides Fundament, um in dieser Welt erfolgreich zu sein.

So wie ein Pfeil nur von einer straffen Bogensehne abfedern kann, braucht ein Zahn ein festes, federndes Bett, um seine zermahlende, zerkleinernde und aufschließende Funktion zu erfüllen. Die Feinarbeit des Aufschließens geschieht dann (wieder als aggressiver Vorgang) durch die fermentative Arbeit der Speichel-, Magen- und Dünndarmtätigkeit.

Wieviel sinnlose, z.T. sehr große operative Eingriffe werden noch immer an Zahnfleisch und Knochen vorgenommen, ohne daß man den Träger dieses Zahnbettes als ganzen Menschen sieht.

Lokale Phänomene wie Knochenschwund und -abbau sollten immer nach Störungen innerhalb der Resonanzkette hinterfragt werden. Ein dramatisches Beispiel aus meiner näheren geografischen Gegend verdeutlicht dies: Ein ca. 32jähriger Patient wies im Bereich der Zähne 34, 35 lokale Knochentaschen auf, die der Zahnarzt mit einer umfassenden großen Zahnfleischoperation von rechts bis links zu behandeln müssen glaubte. Danach stürzte der Patient in ein energetisches Tief, aus dem er nicht mehr herauskam. Was war der Grund?

Die Zähne 34, 35 hängen energetisch mit der Bauchspeicheldrüse zusammen und können uns somit einen Hinweis auf eine Störung in diesem Bereich vermitteln. Durch den belastenden Eingriff, der ohne eine Kenntnis der energetischen Zusammenhänge erfolgte, wurde ein latenter Diabetes aktiviert, den der behandelnde Internist nur mit Pankreas-Trockenzellen einigermaßen in den Griff bekam.

Überhaupt scheint mir der Begriff Zahnbett ungleich passender zu sein als alle anderen noch so wissenschaftlichen Namen, die zumeist nur unser gewachsenes, leider aber unempfindlich gewordenes Sprachgefühl vernebeln.

Ein Bett bedeutet ganz einfach: Eine Ausruhestätte, um für Aktivitäten erholt zu sein. Eine schlechte Lagerstätte schafft einen unausgeschlafenen, müden Menschen. Sollte es im Mund mit seinen „Einzellebewesen" anders sein?

Natürlich finden wir auch im Mund, wie an allen Körperöffnungen und Schleimhäuten, eine Art Biotop, eine für diesen Bereich typische Bakterienflora. Entgleist diese einmal, so ist das nicht nur ein örtlich bedingtes Phänomen, sondern ein Zeichen einer verminderten Abwehr, die es in erster Linie zu steigern gilt.

In völliger Unkenntnis dieser elementaren Zusammenhänge, geschweige denn der bereits erwähnten psychosomatischen Gründe, sitzen noch immer in vielen parodontologischen Schrebergärten „Fach"-Leute, die Langzeittherapien mit Antibiotika empfehlen — die Patienten sollten sich dieser haarsträubenden Behandlung mit Vehemenz erwehren und ihre Abstimmung mit den Füßen machen.

Antibiotika sind dem lebensbedrohlichen Ernstfall vorbehalten und nicht als Dauertherapie zu verwenden.

Mundflora — Darmflora

Der Mensch ist die wandelnde Wohnstätte unzähliger Mikroben — es sind mehr, als der Mensch Körperzellen hat. Diese Mitbewohner brauchen ein wohliges Ambiente, und so ist neben der Haut hauptsächlich der Darm-Schlauch von Anfang bis Ende ihr Domizil.

Diese nützliche harmonische Zweier-Beziehung zwischen Wirt und Gästen nennen wir Symbiose. Entgleisungen dieses Wechselspiels (Fachwort: Dysbiose, Dysbakterie) lassen Rückschlüsse auf den Allgemeinzustand und die Abwehrlage zu.

Die Wichtigkeit der Darmflora ist inzwischen allgemein bekannt. Die Mundhöhle ist der Beginn dieses langen Verdauungsrohres. Im Sinne einer einheitlichen Betrachtung werden daher Erscheinungen im Darmbereich ihre Widerspiegelung im Mund haben. Zwar besteht keine Identität zwischen Darm- und Mundflora, aber gemeinsam ist ihnen die von einem „normalen" Menschen (siehe später) abweichende Tendenz im Erkrankungsfall.

Daraus resultiert folgende Aussage: Die Mundflora ist damit ein leicht zu ermittelnder Indikator für den Gesamtdarmzustand sowie für den Gesamtallgemeinzustand.

Einteilung nach Kellner

Der leider allzufrüh verstorbene Professor Kellner aus Wien hat erstmalig ein praxisnahes Einteilungskonzept aufgrund einer Vielzahl von histologischen Untersuchungen entworfen, das sich in meiner Praxis sehr bewährt hat. Er teilte die pathologischen Zustände in mehrere Stadien nach ihrem Schweregrad ein, dergestalt, daß ein Zustand aus dem anderen hervorgehen kann, aber nicht muß.

Die 10 Stadien der Gingivazytologie:

Stadium   1 Normalzustand

Stadium   2 Verstärkte mikrobielle Besiedlung

Stadium   3 Starke mikrobielle Besiedlung, Plaquebildung

Stadium   4 Reaktive Entzündung zur Ablösung der Plaque

Stadium   5 Bakteriell-mykotischer Antagonismus zugunsten der Bakterien

Stadium   6 Bakteriell-mykotischer Antagonismus im Gleichgewicht

Stadium   7 Bakteriell-mykotischer Antagonismus zugunsten der Pilze

Stadium   8 Chronische Entzündung (Epithelhyperplasie)

Stadium   9 Fusoborrelose (Anärobierstadium)

Stadium 10 Akute Entzündung.

Zur weiteren Vereinfachung bzw. zur besseren Übersicht und holistisch-analogen Zuordnung können diese zehn Stadien in drei Phasen eingeteilt werden:

Phase 1: Entzündliche Phase, Stadien 1-4
Phase 2: Phase der allgemeinen Abwehrschwäche, Stadien 5-7
Phase 3: Phase der Gewebsauflösung, deletäre Phase, Stadien 8-10

Nach meinen durch ca. 1000 ausgewertete Abstriche gewonnenen Erfahrungen kann das Stadium 9 weiter unterteilt werden:
Stadium 9a: Vorkommen von Anärobiern und Granulozyten mit kräftiger Kernfärbung als Zeichen einer starken Abwehrreaktion.
Stadium 9b: Fehlen der Granulozyten, aber zusätzliches Auftreten von grampositiven Kokken.
Stadium 9c: Fehlen der Granulozyten, aber zusätzlich Vorkommen von Pilzfäden und evtl. Kokken.

Mit diesen Aufteilungen möchte ich den Anfänger nicht verwirren, sondern möchte ihm vielmehr ein Wegweiser- und Koordi-natensystem aufzeigen.

Oder einmal anders formuliert: Es gibt ein Schränkchen mit zehn Fächern, in dem Sie Ihre gewonnen Befunde sicher deponieren können. Man braucht dazu nur die GRAM-Färbung zu erlernen. Das weitere Wissen kann in einem Ein-Tages-Kurs erworben werden. Über das Mikroskop oder über die Kombination Mikroskop/Farbvideokame-ra/TV-Monitor kann sogar der Patient sein eigenes Mikroorganismen-Gewimmel be-gutachten — immer ein eindrucksvoller Motivationseffekt.

Orale Mykosen

Aus aktuellen Gründen soll etwas näher auf das Thema Pilze eingegangen werden. Im Kleinen sowie im Großen sind Pilze wahrlich eine Bedrohung für den Menschen gewor-den: Die Skala reicht vom Haut-Schleim-hautpilz bis zum Atompilz.

Uns sollen daher vorwiegend die Stadien 5 - 7 und evtl. 9 interessieren. Diese Stadien sind nicht, wie schon erwähnt, die konse-quente Fortentwicklung der Stadien 1-4, sondern stellen die analoge Mund-Aus-drucksform einer geschwächten Abwehr-kraft beim chronischen Geschehen dar. Prof. Kellner fand heraus, daß Bakterien (in der Regel Strepto- und Staphylokokken) und Pilzfäden (Definition der Pilzfäden durch Prof. Kellner: a) Hauptsächlich Strah-lenpilze (Aktinomyzeten), grampositive Mikroorganismen, die als Übergangsfor-men zwischen Bakterien und Fadenpilzen angesehen werden; b) Leptotrichia, vorwie-gend Leptotrichia buccalis) nicht harmo-nisch miteinander leben (Symbiose), son-dern das beste Beispiel des die Natur beherrschenden Prinzips des „Fressens

oder Gefressenwerdens" darstellen. Man spricht von einem Antagonismus.

Sind also die Bakterien Herrscher im Revier, haben die Pilzfäden keine Chance.

Es ist immer wieder interessant, im Mikro-skop zu sehen, wie die Kokken auf und an den Pilzfäden sitzen, das Polysaccharid-Zytoplasma des Pilzes regelrecht aussau-gen und ihn als „Leiche" im Bild liegen las-sen. Das sieht man natürlich nicht als Kino-Effekt, sondern man kann es sich aus den verschiedenen Zuständen ausmalen. Der zuerst vitale, blau-rot eingefärbte Pilz wird zur leeren rosa-farbenen Hülle, die sicher als Toxin für den Körper eine Bela-stung darstellt.

Mit zunehmender Schwächung und/oder Antibiotika-Gaben wird das Heer der Pilzfä-den zahlreicher, bis sich regelrechte Pilz-drusen ausbilden oder fadenförmige Kon-figurationen entstehen.

Was fördert nun das Pilzwachstum?
1. Antibiotika-Gaben
   Durch Vernichtung der Bakterien ver-ändert sich der Antagonismus in Rich-tung Pilze, die nun keinen Gegner mehr vorfinden und sich ungehemmt vermeh-ren.

2. Konservierungsmittel
   Diese haben eine bakterizide Kompo-nente, und es entsteht die gleiche Kon-stellation wie eben.

3. Verzehr von raffinierten Kohlehydraten (Zucker, Süßigkeiten, Weißmehl)
   Da die Pilzfäden weitgehend aus Polysac-chariden bestehen, bedeutet viel Zucker für sie ein ausgesprochenes Schlaraffen-land.

4. Mund-Desodorantien als Sprays und Tabletten.

Symptomatik

Es ist nicht einfach, spezifische Symptome der oralen Mykosen zu beschreiben.

Der Soor (Candida-Mykose) zeigt sich oft als weißlich grauer Belag auf geröteter Schleimhaut. Hin und wieder stellen schmerzhafte Areale am Zahnfleisch, für die man keine Erklärung findet, Anzeichen einer Candida-Infektion dar.

Gravierender ist die potentielle Gefahr der Pilzfäden bei Extraktionen von Zähnen (besonders im Unterkiefer). Die Pilzfäden wandern in die Wunde mit ihrem feucht-warmen Milieu und stören dann den normalen Wundheilungsverlauf. So entsteht eine außerordentlich schmerzhafte Alveole, die nur durch längeres Tamponieren zuheilt. Das Heikle daran ist, daß an diesen Stellen in der Regel keine gesunde Knochenneubildung erfolgt, sondern eine chronische, umschriebene Stelle im Kieferknochen entsteht, die wir als chronische Ostitis, Kieferostitis, Restostitis oder Osteolyse bezeichnen. Dieser Herd ist medikamentös nicht ausheilbar, sondern muß vom Kieferchirurgen/Zahnarzt sorgfältig unter gezielter homöopathischer Begleittherapie operativ revidiert werden.
Die Anwesenheit von Pilzfäden bedeutet also eine Gefahr bei sämtlichen Eingriffen im Mund, wobei mir der Hinweis auf die Entwicklung eines späteren chronischen Geschehens besonders wichtig erscheint.

Bei sämtlichen Erkrankungen der Mund-Rachenschleimhäute sollte grundsätzlich nach dem Vorkommen von Pilzen gefahndet werden.

Diagnostik

Aus meiner praktischen Erfahrung (und um Praxisnähe geht es letztendlich) heraus kann ich drei Verfahren schildern:
a: Geruch
Fünf Sinne haben wir erhalten — warum sollten wir nicht auch einmal den Geruchssinn zur Diagnostik heranziehen? Starke Mykosen entwickeln einen eigentümlichen Geruch, den man nur schwer oder gar nicht in Worte kleiden kann — man muß ihn selbst errochen haben.
b: Elektroakupunktur — Diagnostik
Ein von mir entwickelter zahnärztlicher Vortest-Testsatz der Firma Vega enthält u. a. die Testnosode Mycosis oris D 30. Ein Ansprechen dieser Nosode ist als Hinweis auf eine Belastung durch Mundpilze aufzufassen.
c: Abstrich-Verfahren, Einfärbung und mikroskopische Auswertung
Diese diagnostische Methode erlaubt die mehr oder minder exakte Differenzierung in die verschiedenen Stadien.

Zusammenhänge

Ähnlich wie das Ohr, die Iris, die Hand und der Fuß ist auch der Mund eine sogenannte Somatotopie, d.h., er stellt den Körper in verkleinerter Form dar, und zwar dergestalt, daß bestimmte Areale bestimmten Körperzonen und Organen entsprechen.
Die Tabelle über die Resonanzketten zwischen Odontonen und Organen zeigt uns die Zusammenhänge. Sind also bestimmte Regionen im Mund erkrankt, kann die „Ursache" der Schwächung dieses Bezirks durchaus in der Erkrankung eines Organs zu suchen sein.

Ein Beispiel soll das Gesagte illustrieren:
Am oberen ersten Molar (Backenzahn) sind ständige Beschwerden, und der Zahnarzt

kann beim besten Willen nichts finden. Dann sollte man an folgende Organe denken: Magen, Bauchspeicheldrüse, Milz, Schilddrüse. Sind dazu noch Erscheinungen im Kiefergelenk, der Kieferhöhle, am Knie, Fuß oder bei weiblichen Patienten an der Brustdrüse vorhanden, so rundet sich das Bild ab; dafür braucht der Zahnarzt ein entsprechendes detektivisch-diagnostisches Gespür und die Zusammenarbeit mit einem ähnlich denkenden Therapeuten. Leider ist aber die Schul(zahn)medizin noch weit von der Anerkennung, geschweige denn der Lehre dieser energetischen Zusammenhänge (Resonanzketten) entfernt.

Auch für die lokalen Mykosen im Mund gelten die Zusammenhänge. Neben diesen Wechselspielen gilt es noch folgendes zu beachten: Der Mund ist der Beginn des gesamten Verdauungsschlauches — und den sollten wir durchaus einmal als Funktionseinheit betrachten.

Unter diesem Aspekt wird klar, wenn ich sage: Der Mund ist ein getreues Abbild des Darmes und der Darm ein Abbild des Mundes. Ein gestörtes Mundmilieu, eine unnatürliche Bakterienbesiedlung weist auf eine ebenfalls gestörte Darmflora hin, und umgekehrt wird aus der Diagnose Darm-Dysbakterie jeder Untersucher auch im Mund fündig werden.
Dieser Satz müßte als Poster in sämtlichen parodontologischen Abteilungen der deutschen Universtätskliniken aufgehängt werden. Dort sind derartige Kenntnisse aus der biologischen Ganzheitsheilkunde noch weitgehend „terra incognita". Sollte es anders sein — umso besser!
Ich bin mir dessen bewußt, daß der eine oder andere „wissenschaftlich" ausgebildete Zahnmediziner an meinen Ausführungen Kritik üben wird. Dem kann ich ent-

gegenhalten, daß ich die Erkenntnisse Prof. Kellners an ca. 1000 Patienten bestätigt gefunden habe, davon waren ein Großteil leichte und schwere Herdbelastungen, die ich im Rahmen meiner zahnärztlichen Herddiagnostik untersucht habe.

Die Zunahme der Darmmykosen wäre auch wie folgt erklärbar: Pilzfäden können leicht in den Mund gelangen. Schlecht gekaute Nahrung könnte die Pilzfäden aus dem Mund in den Darm transportieren. Diese Kette Außenwelt — Mundhöhle — Darm ist allerdings eine Hypothese, die ich nicht beweisen kann, daher möchte ich sie mehr als Denkansatz verstanden wissen. Die Forderung nach einer Beweisführung, die oft erhoben wird, ist meines Erachtens ohnehin fragwürdig. Wir müssen uns daran gewöhnen, nein, wir müssen akzeptieren, daß der Mensch ein vielschichtiges Wesen ist und die Beweisführung im herkömmlichen Zentimeter-Gramm-Sekunde-Denken sehr schnell an ihre Grenzen stößt.

Therapie

Eine Besserung kann nur durch Arzt und Zahnarzt gemeinsam erfolgen.

Die Abschiebung der Verantwortung für das „Kranksein", was immer das auch sein mag, auf den Arzt/Zahnarzt nach landläufiger Manier hat in diesen Fällen ihre Grenzen. Nur durch Zusammenarbeit, aktive Mithilfe des Patienten, Einsicht und Verständnis ist überhaupt an eine Änderung des Krankheitszustandes zu denken.

Ich möchte daher die Therapie in zwei Bereiche aufteilen: Selbsthilfe und Hilfe durch Therapeuten.
Was kann der Patient zur Behandlung beitragen?

1. Ernährungsumstellung
Absetzen der stark säureüberschüssigen Kost (raffinierte Kohlenhydrate wie Zukker, Süßigkeiten, Auszugsmehle). Auf dem Speisefahrplan sollte statt dessen eine natürliche, d.h. nicht fabrikatorisch veränderte Kost stehen. Über das Thema Ernährung gibt es viele Bücher, ferner bin ich in meinem Buch „Selbstmord mit Messer und Gabel" ausführlich darauf eingegangen, so daß ich mir an dieser Stelle weitere Details ersparen kann.
Dadurch schalten wir zwei mykose-fördernde Faktoren aus: Raffinierte Kohlenhydrate und Konservierungsmittel.
2. Sorgfältige Mundhygiene mit natürlichen Zahnpasten *ohne* Desinfizienzien u.ä.; keine konzentrierten Mundwässer, die ohnehin nur einen kurzanhaltenden Frischeeffekt vortäuschen!
3. Vermeiden Sie, wo immer es geht, die leichtfertige Anwendung von Antibiotika und Sulfonamiden. Diese Mittel sind ausschließlich Ernstfällen vorbehalten und dienen nicht dem „Wegmachen" von Bagatellerkrankungen.

Ist es nicht paradox, daß gerade die oft lebensrettenden Antibiotika (die ja meist aus Pilzen gewonnen werden, z. B. das Penicillin aus dem Pilz Penicillium notatum) uns erst das Problem der Mykosen beschert haben. Es gibt eben im Leben nichts, was *nur* Vorteile bietet. Licht und Schatten sind stets miteinander verbunden. Wer das eine möchte, muß zwangsweise das andere als Zugabe nehmen — wenn nicht freiwillig, wird er dazu gezwungen.
Bei soviel Mitarbeit ist es für jeden Therapeuten geradezu eine Freude, das Seine dazu zu tun:
1. Anhebung der allgemeinen Resistenz durch geeignete naturheilkundliche und/oder homöopathische Heilmittel.

2. Einleitung einer Symbiose-Behandlung, d.h. Wiederherstellung einer physiologischen Darmflora.
3. Eliminierung von Schlupfwinkeln und Säuberung/Curettage des Zahnfleischsaumes.
4. Verordnung biologischer Mundwässer und Einsatz der Nosode Mycosis oris (Staufen-Pharma), zweimal wöchentlich drei bis fünf Tropfen langsam unter der Zunge zergehen lassen oder bei Rechtshändern in die linke Ellenbeuge einreiben lassen.

Das geht natürlich nicht von heute auf morgen, sondern braucht schon seine Zeit. Behandlungszeiten von sechs bis neun Monaten sind daher einzuplanen.
Eine unphysiologische, d.h. eine gestörte Mundflora ist immer der Ausdruck eines gestörten Befindens des gesamten Organismus. Mykosen im Mundbereich sind *immer* Zeichen einer verminderten Abwehrkraft des Patienten. Das Terrain ist verändert, das biologische Gleichgewicht ist aus dem Lot geraten. Nur so ist die krankhafte Mikroflora verständlich.
Sämtliche therapeutischen Bemühungen müssen daher den gesamten Menschen erfassen und verlangen dessen verständnisvolle Mitarbeit.
Neben den Behandlungen auf der somatischen Ebene sollte der Behandler dem Patienten dezent-freundliche Hinweise auf die Zusammenhänge zwischen Psyche und Körper geben. Sämtliche somatischen Erkrankungen sind Ausdrucksformen einer kranken Seele. Werden diese Probleme im Bewußtsein, im Seelischen, nicht bearbeitet, fallen sie in die Körperlichkeit und zwingen dann den Menschen, sich auf dieser Ebene mit ihnen zu beschäftigen, aber zugleich auch zu erkennen, daß sie nicht nur hier bearbeitet werden können.

Kieferorthopädie —
Im Reich der tausend Winkel

Waren zu meiner Schulzeit Klassenkameraden oder -innen mit einer Spange im Mund ausgesprochene Seltenheitsfälle, so scheint sich das Blatt in der dazwischenliegenden Zeit um 180 Grad gewendet zu haben. Heute ist der oder die in der Klasse die Ausnahme, welche(r) keine kieferorthopädische Behandlung erhält.

Woran liegt das? Sind die Gebißfehlstellungen der Kinder zahlreicher geworden, sind die Eltern besorgter geworden, liegt es am System (Null-Tarif?), oder gibt es einfach mehr Kieferorthopäden?

Fangen wir einmal bei der Diagnose an.

So, wie jeder große Dermatologe sein ganzes berufliches Leben als Mißerfolg ansieht, wenn er nicht mindestens einen Morbus xy entdeckt hat, dem er seinen Namen verleihen kann (und die Ausdrucksformen der Haut als Spiegelbild des Inneren sind ja so mannigfaltig!), so legt offensichtlich jeder renommierte Kieferorthopäde Wert darauf, in seinem eigenen Auswertungssystem zu leben und mit Punkten, Winkeln und Geraden seiner Wahl zu jonglieren. Der Kommunikation untereinander ist es keinesfalls förderlich.

Sieht man einmal von der Röntgenbelastung des Kindes ab, so ist eine gute Diagnose für geplante Therapien unerläßlich. Es wird sehr viel diagnostiziert.

Das Röntgenbild als zweidimensionale Aufeinanderprojektion eines dreidimensionalen Kopfes gibt natürlich nur materielle Strukturen wieder. Entwicklungstendenzen werden sichtbar und Fehlrelationen metrisch aufgedeckt. Es handelt sich also ausnahmsweise um die Diagnose eines Status praesens.

Abgesehen von einer kleinen Gruppe ganzheitlich denkender Kieferorthopäden, die sich an dem Gedankengut des genialen Forschers Balters orientieren, fragt aber niemand nach der Ursache.

Warum hat sich diese Fehlstellung überhaupt erst manifestieren können?

Gibt es keine Möglichkeit der Prophylaxe? Ansätze zu einer Neuorientierung sind in unserer Literatur zu finden — wenn man sie lesen will. Hervorzuheben sei das Buch „Gefährdete Menschheit" von Albrecht von Haller. In erschütternder Weise werden die Wurzeln zu Kieferanomalien und Fehlstellungen dargelegt. Von Haller beschreibt in seinem Buch die unermüdliche Forschungstätigkeit des amerikanischen Zahnarztes Weston A. Price, der sich nach frustrierender Reparatur-Tätigkeit an Patienten mit rezidivierender Karies auf die mühevolle Suche nach der Ursache dieser Volksseuche machte. Sollte seine Suche irgendwie von Erfolg gekrönt sein, so mußte er Menschen finden, die sich einer relativ umfassenden Zahngesundheit erfreuten. Er wurde fündig: Eingeborene, aufgewachsen in ihrer natürlichen Umgebung und ohne starken Kontakt mit den zweifelhaften westlichen Errungenschaften, insbesondere den konservierten und veränderten Nahrungsmitteln, zeigten noch jenes prachtvoll ausgeformte und kariesfreie Gebiß. Auch in einigen abgeschiedenen Alpentälern der Schweiz waren die Ergebnisse ähnlich. Erst als Straßen gebaut wurden und die Gewohnheiten — besonders die Eßgewohnheiten — der Industrienationen angenommen wurden, kam es zu gravierenden Verschlechterungen des Gebißzustandes.

Wachrütteln müssen uns (und daher gehört dieses Buch als Pflichtlektüre in den Bücherschrank jedes Kieferorthopäden!) aber folgende Erkenntnisse: Wurden bislang den Kindern stets von Generation zu Generation als Erbanlage gut ausgeformte Zahnbögen mitgegeben, so kam es bei den Folgegenerationen der Eltern, die erstmals die Eßgewohnheiten (Auszugsmehl, Zucker, Konserven, Süßigkeiten) der Weißen übernahmen, zu gehäuftem Auftreten von Gebißanomalien. Sollte uns das nicht zu denken geben?

In aller Deutlichkeit wird uns Eltern damit die Verantwortung für gesundheitliche Einbußen unserer Kinder aufgebürdet. Fehlverhalten der Eltern zeigt sich an den Kindern!
Auch der neuzeitlichen Psychologie ist bekannt, daß ein Kind im Mutterleib bereits ein Bewußtsein hat, das äußerst fein auf alle Gefühle und Äußerungen der Mutter reagiert. Welch unmenschliche Menschen-Mütter, die dann in dieser Zeit noch rauchen und Alkohol trinken! Aus der Ernährung der Mutter wird der kleine Mensch aufgebaut. Ist die Kost der Mutter arm an essentiellen Nährstoffen, oder besser Lebensstoffen, woher soll das heranwachsende Wesen seinen Bedarf beziehen? Augenscheinlich gilt hier ebenfalls Prof. Kollath's Aussage: Mangelsymptome zeigen sich immer zuerst am Gebiß und im Skelett-System, die prioritätsmäßig hintangestellt werden.
Eine verantwortungsbewußte Kieferorthopädie beginnt daher bereits lange vor der

Geburt, nämlich vor der Zeugung, um den Eltern Möglichkeiten aufzuzeigen, das Beste für ihr Kind zu tun. Das ist eine der echten, wahren Aufgaben der Kieferorthopädie.
Beim Heranwachsenden spielt die Nahrung (selbstverständlich neben der seelischen und geistigen Kost) eine übergeordnete Rolle. Wird denn nicht jedes Molekül im Körper aus dem aufgebaut, was wir zu uns nehmen?

In einem der früheren Kapitel erwähnte ich das energetische Feld, in das der Mensch hineinwächst. Je natürlicher, je vollkommener diese formgebende Kraft, diese Form-Präge-Kraft, diese Vis vitalis ist, desto besser für das Kind.
Jede Pflanze besitzt ebenfalls dieses energetische Feld, das aber durch die gewohnte chemische und fabrikatorische Bearbeitung zerstört oder zumindest stark verändert wird. Je natürlicher daher die Kost ist, desto kräftiger ist diese Vis vitalis, die wiederum die Form-Präge-Kraft des Menschen stärkt und festigt.
Schauen Sie aber doch einmal auf den Speiseplan der heutigen Kinder! Was ist da eigentlich noch natürlich?
Das Salatblatt auf dem Hamburger ist ein Tropfen auf den heißen Stein!

Parallel zu der minderwertigen Kost gibt es zwei weitere Beobachtungen:
1. Die Kinder trinken zu wenig natürliche Flüssigkeit
2. Die meisten Kfo-Patienten sind lymphatisch gestört
Was bedeutet das?
Sämtliche Stoffwechselvorgänge (wie der Name so treffend ausdrückt: Es findet ein Zustandswechsel statt) hinterlassen Abbaustoffe oder Schlacken, die abtransportiert werden müssen. Dazu dient die

Lymphe. Sie ist eine klare Flüssigkeit, die in Gewebsspalten verläuft, die Stoffwechselschlacken und sonstige Produkte, die der Körper ausscheiden möchte, aufnimmt, filtert, in das venöse System überleitet und somit ausscheidungsfähig macht. Die Lymphe ist die Müllabfuhr in unserem Körper und somit ein außerordentlich wichtiger Mitarbeiter für unser Wohlbefinden.

Die meisten Menschen können sich vorstellen, was passiert, wenn in einer Großstadt die Müllabfuhr einmal vier Wochen streikt: Überquellende Mülltonnen, unangenehme Gerüche, verschmutzte Straßen, Ungeziefer, Ratten, Ausbreiten von Krankheitserregern. Leider sieht es in vielen Menschen so aus. Das übersteht selbst der robusteste Körper nicht lange, ohne krank zu werden. Nur die aktive Tätigkeit des Menschen durch ausreichende Flüssigkeitszufuhr (Stilles Wasser, Kräutertee) und Anregung der Lymphtätigkeit kann diesen Morast wieder normalisieren.

Die oben erwähnten Stoffwechselschlacken stören natürlich auch sämtliche vitalen Steuerungsprozesse. Daher gehört neben der Ernährungsaufklärung zu einer verantwortungsbewußten Kieferorthopädie die Behandlung des lymphatischen Abflusses. Vielen Kindern sieht man heute bereits beim Eintritt ins Sprechzimmer ihre lymphatischen Probleme an. Zeigt die Anamnese auch die Entfernung der Mandeln oder gar bereits des Blinddarms an, rundet sich das Bild ab.

Ohne Lymphbehandlung sind Mißerfolg und Rezidiv bereits einprogrammiert. In vielen deutschen Praxen wird aber bereits auf eine Lymphtherapie Wert gelegt.

Bei den herausnehmbaren Geräten konnte man bei Mißerfolg letztendlich den jugendlichen Patienten verantwortlich machen. Bei festsitzenden Apparaturen ist diese Schuldzuweisung nicht mehr so einfach. Und trotzdem hört man (ohne daß aber die eben erwähnten wichtigen Begleittherapien empfohlen wurden): Der Patient arbeitet nicht mit!
Der behandelnde Arzt muß sich in solchen Fällen mechanistisches Denken als Vorwurf gefallen lassen.
Vor Abschluß dieses Kapitels sei mir noch ein Hinweis gestattet. Muß eigentlich jedes Kind, das nicht innerhalb einer bestimmten „Norm" liegt, behandelt werden? Ist es denn erstrebenswert, jedem das fiktive Bild einer anzustrebenden Norm überzustülpen? Sollten wir nicht einmal den Mut haben, in diesen Grenzfällen die Natur mit all ihrem kreativen Potential ihren eigenen (natürlichen) Weg gehen zu lassen? Ist nicht die Vielfalt mit ihrer Individualität plastischer und farbiger als Uniformität?

Möge jeder diese Frage für sich beantworten.

Das Kiefergelenk – die geduldige Achse

Im Gegensatz zu sämtlichen anderen Gelenken im Körper ist das Kiefergelenk ein Zweispänner — so, wie zwei Pferde vor einem Wagen, hängen beide Gelenke unzertrennlich miteinander zusammen. Bewegt sich eines, muß sich das andere ebenfalls in seiner Lage ändern.

Sollten Sie nicht gerade ein Asket sein, der seine Tage schweigend — meditierend verbringt, so dürften Ihre Kiefergelenke die am meisten benutzten und strapazierten beweglichen Verbindungselemente Ihres Körpers sein. Nicht nur beim Kauen bewegt man das Kiefergelenk (der Einfachheit halber fortan nur im Singular erwähnt). Eigenartigerweise heißen sämtliche Gelenke auf lateinisch articulatio, aber nur mit dem Kiefergelenk, dem articulatio temporo-mandibularis, artikuliert man seine Worte, oder was auch immer. Beim Sprechen ist dieses Gelenk ständig in Bewegung. Aber das ist noch lange nicht alles: Was muß dieses ohnehin schwer strapazierte Organ durch Knirschen und Pressen am Tag und in der Nacht noch aushalten. Beobachten Sie einmal Mitmenschen in der Bahn oder im Büro: Viele spielen ständig mit ihrer Kaumuskulatur.

Viele Streßsituationen hinterlassen am Gelenk ihre Auswirkungen. Bedenkt man weiter, daß der Mensch ca. 2.000 mal am Tag schluckt, so kann man nur voll Hochachtung von diesen kleinen siamesischen Zwillingen sprechen.

Gehen wir noch einen Schritt weiter und tiefer in die Symbolik hinein. Der Oberkiefer hat eine Analogie zum Fixen, Starren, auch zur nüchternen Ratio, zum Intellektuellen; der Unterkiefer hingegen als bewegliches Element ist mehr mit der Emotio, dem Triebhaften, dem Animalischen verknüpft. Das Kiefergelenk hat nun die ehrenvolle Aufgabe, diese ungleichen Schwestern zu vereinen — wen wundert da die Zunahme an Kiefergelenk- oder besser Myo-Arthropathie-Beschwerden (wir können das Kiefergelenk von der dazugehörigen Muskulatur nicht trennen). Das mag manchem zwar zu weit gehen, aber es ist so. Alles, was sich in der Materie formt und gestaltet, ist ein symbolischer Ausdruck metaphysischer Bereiche. Schon Goethe sagte: Alles Sichtbare ist nur ein Gleichnis.

Die symbolischen Zusammenhänge der Zähne sind hochinteressant. Ein ausführliches Eingehen auf diese gleichnishafte Korrelation soll einer späteren Veröffentlichung vorbehalten bleiben.

Im Gegensatz zu den Zähnen, die makroskopisch visuell betrachtbar und leicht röntgenologisch darstellbar sind, entzieht sich das Kiefergelenk ein wenig dieser relativ unkomplizierten Inspektion. Es ist von einer Kapsel umgeben, ist nur teilweise palpierbar, mit dem Stethoskop auskultierbar, röntgenologisch aber nur mit Schwierigkeiten und mit Hilfsgeräten darstellbar. Aus dem dreidimensional im Raum gelagerten und beweglichen walzenförmigen Gebilde wird per Röntgenbild ein zweidimensionales Abbild mit allen Fehlinterpretationsmöglichkeiten. Die Computer-Tomografie schafft da zwar Abhilfe — aber wir müssen uns immer wieder fragen: Ist der Aufwand gerecht, und ist die Strahlenbelastung vertretbar?

Einteilung Kiefergelenks-Erkrankungen/Formenkreis Myoarthropatie

A „Idiopathisch"

1. nach Störungen auf den Magen/
   Pankreas Meridian

2. Endokrin/hormonell

3. Nach Störungen auf dem Leber/
   Gallenblase-Meridian

4. Bedingt: Störungen im Dünndarm-
   Meridian

B „Iatrogen"

1. Kieferorthopädie
   a. Kopf-Kinn-Kappe
   b. falscher Positioner
   c. Kfo-Chirurgie
2. Fehlerhafte konservierende
   Behandlung, z.B. Füllungen
3. Unzulängl. prothetisch
   gnathologische Behandlung
   a. Veränderungen der seitl. Okklusion
   b. Veränderungen der palatinalen
      Kurvatur der Oberkiefer-Frontzähne

TABELLE 16

Das Primum nil nocere sollte auch hier oberstes Gebot sein!

Stellen wir uns immer die Frage: Würden wir uns selbst unter den gleichen Voraussetzungen dieser Belastung aussetzen? Ich denke, daß hier manchmal auf Kosten der Patienten ein Zuviel des Guten getan wird. Einfach darum, weil andere, weitergehende, aber unschädlichere Diagnosemöglichkeiten nicht einbezogen werden.

Um einmal zusätzliche Diagnose- und Therapie-Möglichkeiten aufzuzeigen, möchte ich den Versuch einer Übersicht der Kiefergelenkserkrankungen aus einer anderen Sicht wagen. Ich bin mir dabei bewußt, daß alle Zusammenstellungen und Einordnungen immer den Charakter der Unvollständigkeit haben.

Die Projektion der verschiedenen Meridiane auf dem seitlichen Schädel macht die Spalte A leichter verständlich.

Warum haben nun die verschiedenen Meridiane eine Auswirkung auf das Kiefergelenk (aber auch auf die anderen Gelenke wie z.B. Ellenbogengelenk, Schultergelenk, Hüfte und Knie — je nach Meridian-Verlauf)?

Bei den Meridianen handelt es sich um Verbindungslinien der einzelnen auf der Körperoberfläche (oder genauer gesagt, knapp darunter) liegenden Akupunkturpunkte. Auf oder in ihnen zirkuliert die Energie. Ist nun durch irgendwelche Ereignisse der Fluß dieser Energie behindert, so kommt es zu Störungen und evtl. zu Schmerzen und/oder chronischen Beschwerden. VOLL bezeichnet Schmerzen als „den Schrei des Gewebes nach fließender Energie".

Ein Großteil der Patienten mit Beschwerden in diesem Bereich sind weibliche Patienten, besonders vor, während und nach dem Klimakterium.

Psychische Belastungen stören stark das fein ausbalancierte hormonelle System. Am Ringfinger liegen sich Endokriner Meridian (Dreifach-Erwärmer nach chinesischer Nomenklatur) und Psychischer Meridian gegenüber. VOLL nennt ihn zwar Organdegenerations-Meridian, aber die Kirlian-Fotografien weisen mehr auf das erstere hin, so daß man MANDEL hier beipflichten kann. Auch der Magen-Meridian hat eine starke Beziehung zu vielen Gelenken: Auch hier liegen die Endpunkte von Magen-Meridian und Gelenkdegenerations-Meridian am zweiten Zeh beieinander. Eine interessante Beobachtung: Ist der zweite Zeh länger als der Großzeh, deutet das immer auf eine Problematik auf dem Magen-Meridian hin.

Leber- und Gallenblasen-Meridian spielen direkt beim Kiefergelenksgeschehen keine so große Rolle, haben aber Beziehungen zu bestimmten kraniellen Bereichen:

Gallenblase	— Musculus temporalis -Bereich
Leber	— periorbitaler und retrobulbärer Bereich

Kopf-, Muskel- und Druckschmerzen in diesem Gebiet erfordern immer eine Begleit-Therapie für die betreffenden Organe.

Der Dünndarm-Meridian hat eine Relation zu Beschwerden, die hinter das Kiefergelenk projiziert werden und mehr das Innenohr betreffen. Eine weitere Querverbindung energetischer Natur ergibt sich zu den unteren Weisheitszähnen.

Die in letzter Zeit immer häufiger auftretenden Innenohrgeräusche (Tinnitus genannt, für den Patienten sehr lästig), denen der Hals-Nasen-Ohrenarzt meist hilflos gegenübersteht, können durch das Kiefergelenk bedingt sein, haben ihre weitere Ursache aber fast immer in Störungen des Dünndarm-Meridians (Dünndarm-Dysbiose, Restostitis im unteren Achter-Gebiet bzw. retinierte Achter).

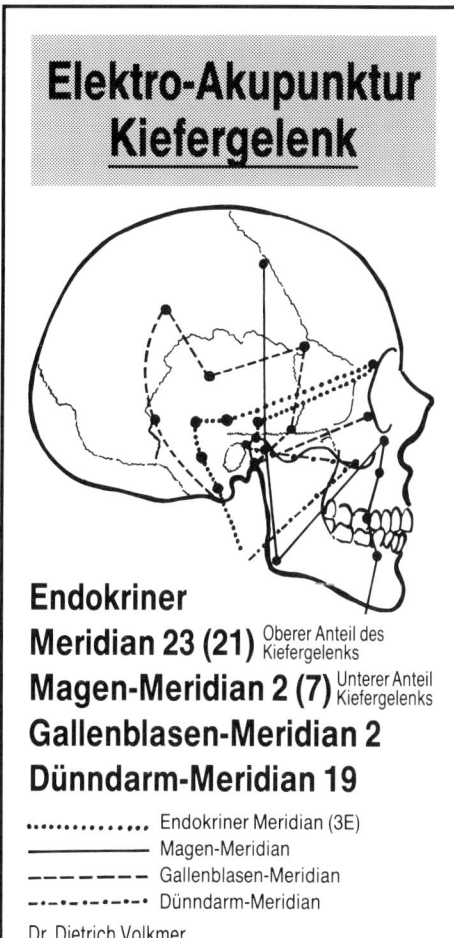

Elektro-Akupunktur Kiefergelenk

Endokriner Meridian 23 (21) Oberer Anteil des Kiefergelenks
Magen-Meridian 2 (7) Unterer Anteil Kiefergelenks
Gallenblasen-Meridian 2
Dünndarm-Meridian 19

············· Endokriner Meridian (3E)
————— Magen-Meridian
— — — — — Gallenblasen-Meridian
–·–·–·–·–·· Dünndarm-Meridian

Dr. Dietrich Volkmer

ABB. 4 Verlauf der Akupunktur-Meridiane in der Region des Kiefergelenks

Schienen-Therapie oder Einschleifmaß-
nahmen im Gebiß sind insofern aussichtslo-
se Unterfangen.
Die iatrogenen „Schäden" sind, soviel Ehr-
lichkeit sollten wir aufbringen, ebenfalls
sehr zahlreich. Es ist dabei aber nicht vollständig analysierbar, inwiefern bereits bestehende energetische Störungen diese
iatrogenen Schäden noch verstärken und
umgekehrt.

Kieferorthopädische Gewalttherapien legen beim Heranwachsenden den Grund-
stein für spätere Probleme. Besonders
suspekt sind die aus dem Arsenal mittelal-
terlicher Folterinstrumente stammenden
Kopf-Kinn-Kappen, deren gedankliches
Konzept man geradezu als naiv-dumm
bezeichnen kann.

Ich möchte es in aller Deutlichkeit formulieren: Es ist unmöglich, in Wachstums-
Steuerungsprozesse, die grundsätzlich
immaterieller Natur sind, mit solch groben
materiellen Behelfsmaßnahmen einzugrei-
fen.

Materie als unterstes Prinzip der Schöpfung bedarf immer zur Entfaltung Anregungen und Impulse aus höheren, übergeordneten Schichten. Jede Pflanze, jedes
Tier, jeder Mensch wächst in eine vorgege-
bene energetische Form hinein. Dieses
uralte Wissen ist leider in unserer Zeit etwas
verlorengegangen, aber es gibt Forscher,
die sich wieder damit befassen. R. Shel-
drake spricht in seinem Buch „Das schöpferische Universum" treffend von morpho-
genetischen Feldern. Auf weitere Anregungen zum Thema Kieferorthopädie werde
ich in diesem Kapitel eingehen.

Konservierende Füllungsmaßnahmen und
prothetische Versorgung sind häufig auslösende Störfaktoren im Gelenkbereich.

Die Anatomie der Zähne, des Kiefers und
des Kiefergelenks ist aus zahlreichen Publi-
kationen ersichtlich, so daß ich mir diese
Details ersparen kann. Vielmehr möchte ich
Ihre Aufmerksamkeit auf Dinge lenken, die
normalerweise nie angeschnitten werden.

Ist nicht jeder Zahn ein Wunderwerk der
Natur? Seine Fissuren, Dreieckswülste,
Höcker — alles wird im Kiefer ausgeformt,
bevor die „Geburt" in die Mundhöhle
erfolgt. Wie bei einer chinesischen Hoch-
zeit, bei der die Eheleute sich vorher nie
kennengelernt haben, treffen nun zwei
Partner aufeinander, aus Ober- und Unterkiefer aufeinander zu wachsend, in der
Absicht und Hoffnung, den Rest des Lebens
miteinander in Harmonie und Frieden zu
verkehren. Die Schrägflächen der Zähne
helfen bei der letzten „Feineinstellung".

Wer sagt dem oberen Frontzahn, diese und
keine andere Form anzunehmen? Woher
kommt der Befehl, sich für den unteren
Sechser fünf Höcker zuzulegen? Das sind
Geheimnisse der Schöpfung, die wir wie so
vieles nur erahnen, aber wohl nie in metrischen Maßen darstellen, geschweige denn,
werden beweisen können.

Veränderungen an dieser wunderbaren
Struktur durch Menschenhand können
immer nur Ersatz sein. Bei fehlerhaften
unzulänglichen Rekonstruktionen wird der
Körper je nach Resistenz-Lage reagieren:
Entweder am Zahn oder im Kiefergelenks-
bereich. Die Stärke und das Ausmaß kann
auch hier durch energetische Störungen in
der Resonanzkette beeinflußt werden.

Nehmen wir darum wieder ein Beispiel:
Eine Patientin von ca. 46 Jahren erhielt vier
Frontzahnkronen. Der starke Deckbiß er-
laubte dem Zahnarzt, nur wenig Substanz
auf der Palatinalseite der Zähne 12 - 22

wegzupräparieren. Der Techniker hat daher relativ wenig Platz für seine Modellation und für die definitive Goldstärke.Die Kronen werden eingesetzt, die Patientin beanstandet die Dicke der Kronen, der Zahnarzt rät aber zum Abwarten. Und richtig: nach 3 - 4 Tagen spürt die Patientin die neuen Kronen kaum noch. Spielen wir diese Geschichte gedanklich weiter: Seit einiger Zeit leidet die Patientin an einer chronischen Nierenerkrankung und neigt zu häufigen Blaseninfektionen. Die Resonanzkette 1 ist gestört und somit auch die vier Frontzähne, die energetisch damit involviert sind. Nach 2 Jahren bemerkt die Patientin zu ihrem Entsetzen eine starke Lockerung der überkronten Zähne. Ein Röntgenbild ergibt einen geradezu immensen Knochenabbau, für den aber keine Erklärung gefunden werden kann. An die zu dicken und fehlerhaften Kurvaturen der Kronen denkt zu diesem Zeitpunkt kein Mensch mehr. Das wäre die eine Möglichkeit.

In einer ähnlich gelagerten Situation hat eine Patientin ungefähr gleichen Alters die Eingliederung der Kronen erst einmal gut überstanden. Ihre beiden Kinder studieren in einer anderen Stadt, sie lebt von ihrem Ehemann getrennt und fühlt sich nervlich überlastet.

Es vergeht ca. 1 Jahr, als sie auf einmal starke Schmerzen im Bereich beider Kiefergelenke verspürt. Sie zeigt ihrem Zahnarzt deutlich mit dem Zeigefinger das schmerzhafte Areal. Der Zahnarzt gliedert ihr eine Schiene ein, für die er Unterlagen (Abdrücke, Registrat etc.) erstellt. Die Schmerzen verschwinden aber auch nach dem Einsetzen nicht. In ihrer Verzweiflung sucht die Patientin nach 2 Monaten einen zweiten Zahnarzt auf. Auch er versucht es mit einer Schiene, nur mit einem kleinen Unterschied: Bei der Schiene ist der Unterkiefer ca. 1 mm weiter vorn als vormals. Und siehe da: Beim Einsetzen der Schiene lassen die Schmerzen nach, kommen aber beim Herausnehmen nach einer gewissen Zeit wieder.

Im Gegensatz zur ersten Patientin liegt hier eine Störung und/oder Schwächung auf dem endokrinen Meridian durch die starken psychischen Belastungen vor. Die überkonturierten palatinalen Flächen manifestieren sich in ihrer Auswirkung am Gelenk, weil der endokrine Meridian am Gelenk verläuft (siehe auch Abb. 4).

Es dürfte klar sein, daß eine ursächliche Behandlung in beiden Fällen nur durch Beseitigung der frontalen Hindernisse erfolgen kann.

Wie können zusätzliche Therapien auf homöopathischem und naturheilkundlichen Gebiet aussehen?

Der Gelenkknorpel (Discus articularis) ist ein schlecht versorgtes (sog. bradytrophes) Gewebe. Man wird also die allgemeine Sauerstoffversorgung verbessern (z.B. Vit. B 15 o.ä.). Ein übriges erreicht man mit Organpräparaten: Cartilago suis Heel, Membrana Synovialis WALA, Articulatio temporo-mandibularis WALA. Bei Muskelbeteiligung: Musculus suis Heel. Ich habe mir von der Fa. WALA ein Präparat Musculi masticatorii Komplex in verschiedenen Potenzen herstellen lassen. Das ist aber in der Regel nicht ausreichend. Zusätzlich ist immer eine Beseitigung der energetischen Störungen durch Homöopathie, Akupunktur, Farb- und Schwingungstherapie und ggfs. Psychotherapie (nur bitte keine Psychopharmaka!) notwendig.
Somit erweist sich der Symptomenkomplex Kiefergelenk/Myoarthropathie als ein

Paradebeispiel für interdisziplinäre Maßnahmen und macht die Zusammenarbeit
des Zahnarztes mit ganzheitlich denkenden Ärzten zum Wohle der Patienten
unumgänglich.

Gnathologie – Artikulator Contra Biologie

Die Logik gebietet, im Anschluß an das vorangegangene Thema das umfangreiche Gebiet der Gnathologie abzuhandeln. Gnathologie ist die Lehre von den Beziehungen der beiden Kiefer zueinander, eingebettet in das Umfeld Zähne, Kieferknochen, Bänder, Sehnen, Muskulatur, Kiefergelenke, Halswirbel, Schädelknochen usw.

Schon früh erwachte in den Angehörigen des jungen medizinischen Teilgebietes Zahnmedizin der Wunsch, dieses äußerst komplexe Bewegungsmuster des Unterkiefers mit technischen Geräten zu simulieren. Waren es zuerst Versuche, die Anfertigung prothetischer Kronen-, Brücken- und sonstiger Ersatzarbeiten zu erleichtern, so kam später die Simulation zu diagnostischen Zwecken und daran anschließender Therapie dazu. Es entstand neben der klinischen Funktionsanalyse die sog. instrumentelle Funktionsanalyse.

Die größtenteils aus den USA kommende Denkrichtung brach wie ein Sturzbach über die europäischen Zahnärzte herein und ließ viele von uns begeistert auf dieser Woge der Euphorie mitreiten. Vieles zuvor Unerklärliche bekam auf einmal eine Deutung, viele neue Geräte, sogenannte Artikulatoren (= Kieferbewegungssimulatoren) hielten Einzug in die Praxen, teure Kurse ausländischer und z. T. deutscher Referenten wurden besucht, die Vertreter verschiedener Konzepte lieferten sich auf Tagungen und Kongressen erbitterte verbale Gefechte — es war teilweise wie das Aufeinanderprallen zweier Religionen.

Die anfänglichen Erfolge ließen uns Zahnärzte glauben, daß wir mit diesen Geräten den Schlüssel für viele zuvor therapieresistente Patienten in den Händen hielten. Trat ein Mißerfolg ein, so war sicher das Gerät unzulänglich, ein noch teureres mit noch mehr Schrauben, Einstellmöglichkeiten und Aufzeichnungsutensilien mußte her.

Aus der anglo-amerikanischen Gnathologie-Wanderprediger-Sekte kamen Zitate wie: „The name of the game is occlusion" oder noch überheblicher: „and give him a peaceful mouth" (ob ein Amen danach gesprochen wurde, vermag ich nicht zu sagen).

Angeblich befindet sich bei zehn Prozent der Menschen der Unterkiefer in einer Position, in der sich der Kiefer wie ein Scharnier innerhalb einer bestimmten Rotationsöffnung dreht — die restlichen neunzig Prozent waren nicht so glücklich. So wurde dieses Funktionsprinzip einer Minorität zum Heilsprinzip für eine Majorität erhoben. Der Mensch ist aber nicht in der Lage, von der Natur weise angelegte Prinzipien mit seinen technischen Methoden zu verbessern. Es ist und bleibt immer ein Behelf.

Eine weitere sehr negative Folge war: Man schaute sich alles nur noch im Artikulator an — der Mensch, der dahinter stand, geriet ins Abseits, in den Hintergrund.

Natürlich gab es recht bald warnende Stimmen, die all diese Probleme in ihrer Gänze erkannten. Denn trotz der präzisesten Vermessung, trotz ausgefeiltester Aufwachstechnik, trotz zig-maliger Remontagen, trotz ausgeklügelter Inkorporationsmethoden — es verblieb immer ein Rest von Patienten, die ihre Beschwerden nicht los wurden oder, schlimmer noch, deren „via dolorosa" danach erst richtig begann.

Inzwischen ist es ein bißchen ruhiger um diese Dinge geworden. Die Zeit sorgt für die Einebnung allzu großer Unmäßigkeiten. Damit aber keine Mißverständnisse aufkommen, sei es abschließend noch einmal deutlich hervorgekehrt: Wie alles Neue hat auch die Gnathologie ihre Bedeutung gehabt, sie hat die Zahnmedizin einen großen Schritt vorangebracht. Richtig eingestuft und angewandt ist sie aus unseren Praxen nicht mehr wegdenkbar. Man darf nur nicht den Fehler begehen, sie zu einer Art Glaubensdogma hochzustilisieren.

Sie ist und bleibt ein bewährtes Hilfsmittel zur Verbesserung der zahnmedizinischen oder — in einem umfassenden Sinn — der zahnheilkundlichen Versorgung unserer Patienten.

Amalgam — Rufmord oder Wahrheit?

Probleme verlieren nichts von ihrer Aktualität und Schärfe, wenn man sie unter den Teppich kehrt. Dort wachsen sie im Dunkeln weiter und kehren verstärkt irgendwann zurück.

Die Auffassung vieler deutscher sog. Wissenschaftler erinnert ein wenig an das Vogel-Strauß-ähnliche Verhalten spielender Kleinkinder, die davon überzeugt sind, das Schließen der Augen oder das Verdecken des Gesichtes mache unsichtbar.

Es ist an der Zeit, diese immer drängender werdende Frage mutig und vorurteilsfrei anzugehen. Als geeignete Ouvertüre zu diesem Kapitel brachte mir ein Patient vor kurzem ein Merkblatt des Deutschen Verbraucherschutzverbandes DVS (ungekürzter Text siehe Abb. 5).

Die Worte dieser Verbraucherinformation sind natürlich ungeheuerlich – eine einzige Anklage.

Grundsätzlich falsch wäre es, polemisch gegen dieses Merkblatt vorzugehen. Es enthält schon ein gewisses Körnchen Wahrheit. Niemand wird sich derartige Anschuldigungen aus den Fingern saugen, nur um eine Hetzkampagne gegen den Berufsstand der Zahnärzte zu starten. Man wird sich schon ausreichend informiert haben.

Die vielen Leidensgeschichten, die ich in den letzten Jahren aus Patientenmund gehört habe und bei denen offensichtlich Amalgam eine tragende, auslösende Rolle spielte, haben mich sehr nachdenklich gemacht.

Aus dem Symptomen-Katalog sei aufgeführt: Unruhe, Schlaflosigkeit, Konzentrationsschwäche, Depressionen, Mutlosigkeit, Abgeschlafftheit, Zungenbrennen, Störungen des Nervus facialis, unmotivierte Schweißausbrüche, Durchfälle unklarer Genese, Versuch der Einlieferung in eine psychiatrische Klinik usw. usw.

Eine Reihe anderer Kollegen aus Deutschland berichtet über Ähnliches.

Bemerkenswert ist die Aussage vieler Patienten: „Nachdem ich meine Amalgam-Füllungen los bin, habe ich das Gefühl, als ginge ein positiver Ruck durch meinen Körper. Ich fühle mich wieder frischer und leistungsfähiger."

Aus der Physik ist die Spannungsreihe der Elemente bekannt. Zwischen zwei verschiedenen Elementen fließt ein Strom, der umso höher ist, je weiter sie in der Spannungsreihe voneinander entfernt sind.

Voraussetzung ist aber ein Lösungsmittel, z. B. Wasser. Ohne einen solchen Lösungsvermittler können keine derartigen physikalisch-chemischen Reaktionen ablaufen (Corpora non agunt, nisi sunt soluta).

Gäbe es im Mund keinen Speichel, gäbe es kein Fließen eines Stromes. Es sei denn — und das ist leider nicht selten —, es ist keine Unterfüllung gelegt worden. Dann verliefe die Reaktion über die Dentin-Kanälchen, Pulpa und Kieferknochen.

Aus der Physiologie ist uns bekannt, daß Zellen ein bestimmtes elektrisches Potential haben, daß überall im Körper unterschiedliche Spannungen vorkommen, denn nur so kann ein Strom fließen. Entscheidend ist aber die Höhe dieser Werte. Man betrachtet heute intraorale Werte von ca. 100 Milli-Volt Spannung und ca. 3 Micro-Ampère Stromstärke als physiologisch und vom Körper kompensierbar (Zellpotential ca. 90 mV). Unsere Messungen ergeben oft

DVS · Deutscher Verbraucher Schutzverband

Was Ihnen der Zahnarzt verschweigt:

AMALGAM
Zeitbombe aus Gift

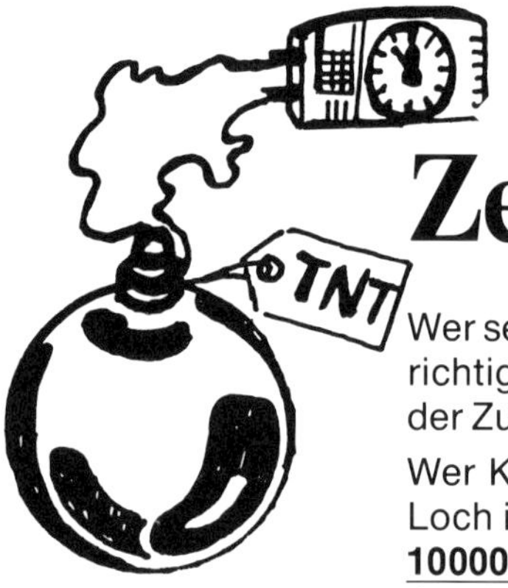

Wer seine Zähne nicht regelmäßig pflegt, sich nicht richtig ernährt und allzu häufig den Verlockungen der Zuckerindustrie erliegt, bekommt **Karies.**

Wer Karies hat, geht zum Zahnarzt. Der bohrt ein Loch in den Zahn und stopft Amalgam hinein. **10000 Tonnen jährlich in die Zahnlöcher.**
Amalgam ist viel verwendet - aber gefährlich.
Es enthält nämlich über 50 % Quecksilber, eines der heimtückischsten und giftigsten Stoffe, die es überhaupt gibt.

Warum, fragen Sie sicher, wird einem Menschen dieses Gift in den Mund gestopft?

Die Zahnärzte-Lobby sagt:

✳ Es läßt sich leichter verarbeiten.

✳ Weil es so dauerhaft ist

✳ Weil es wirtschaftlich ist

Wir sagen:

✳ Ja, das flüssige Quecksilber ist der „Weichmacher" für Kupfer und Silber, aus denen u.a. das Amalgam gemischt wird. Das bedeutet wenig Arbeitsaufwand

✳ Die Plomben fallen heraus, wenn das Quecksilber weggeschrumpft ist (wo bleibt es?) o. der Zahn wird langsam schwarz und verrottet durch das Giftmetall.

✳ Für Dich, lieber Kassenpatient, ist nach der Auffassung der Zahnärzte-Lobby dieses Gift gut genug. Die Reichen (und die Zahnärzte) haben Gold im Mund.

Die Zahnärzte-Lobby behauptet: Amalgam ist ungefährlich.

Wir aber können beweisen: Dazu fehlen den Zahnärzten die entsprechenden wissenschaftlichen Kenntnisse. Untersuchungen von fachlich kompetenten Ärzten, Toxikologen, Biochemikern, Bioelektrikern, Chemikern und Ernährungswissenschaftlern beweisen tiefgreifende mögliche Gesundheitsstörungen durch Amalgam im Mund.

ABB. 5 Verbraucherinformation zum Thema Amalgam

wesentlich höhere Werte. Die von mir gemessenen Maximalwerte betrugen bei einer ca. 50 Jahre alten Patientin an einer Amalgam-Füllung eines Frontzahnes 1.007 mV und 21 Micro-Ampère bei einer ca. 38 jährigen Patientin, die seit 6 Monaten an chronischem Durchfall litt.

Warum sind diese hohen Werte störend? Beginnen wir mit der Spannung. Sämtliche normalen harmonischen Steuer-Spannungen im Körper, und hier wiederum im Kopf, unserer Schaltzentrale, liegen in physiologischen Bereichen — es ist ein fein aufeinander abgestimmtes Orchester (für Absolventen der Bundeswehr kann es auch eine Marschkolonne im Gleichschritt sein). Und nun beginnt jemand, das feinsinnige Wirken der Musiker samt ihrem Dirigenten mit schrillen und lauten Tönen zu stören. Oder ein Soldat bringt mit seinem falschen Rhythmus die gesamte Kolonne aus dem Tritt.

Das ist das Amalgam!

Entstehen hohe Stromstärken, so bedeutet dies Ionenwanderung. Damit werden elektrisch geladene, reaktionsfreudige Teilchen der jeweiligen Füllungsmetalle herausgelöst und in das Gewebe und den Speichel geleitet.

Amalgam ist bekanntlich ein sogenanntes Eutektikum, ein Gemisch aus verschiedenen Materialien, hauptsächlich Quecksilber und Silber. Hinzu kommen Zink, Zinn und Kupfer. Es ist hinlänglich bekannt, daß Quecksilber nicht gerade zu den harmlosesten Metallen gehört, auch Silber in unphysiologischen Mengen hat schädliche Auswirkungen. Diese Stoffe geraten bei hohen Stromstärken in den Organismus.

Es gibt keinen Grund, diese Auswirkungen zu bagatellisieren, denn Quecksilber ist ein starkes Nervengift, es wirkt störend auf die Nierentätigkeit, es hat Auswirkungen auf die Dünndarmtätigkeit, es verursacht Calciumresorptionsstörungen ... — die Liste ließe sich wahrscheinlich noch um einiges verlängern. Der Interessierte kann in den Homöopathie-Lehrbüchern unter den Arzneimittelbildern der Metalle nachsehen — dort wird er weitere Symptome finden.

Das Silber hat anscheinend eine Affinität zum Hirnstamm und stört dort die elementaren, unbewußten Funktionen des ältesten Gehirnteils.

Interessante neue Denkansätze lieferte uns H. W. Woltersdorf in seinen Büchern „Die Schöpfung war ganz anders" und „Phänomen Schwerkraft — Das Medium, mit dem wir denken". Sie weisen ein wenig in die von mir im vorangegangenen Text angeführte Analogie des Orchesters.

Woltersdorf versucht in seinen leider inzwischen vergriffenen Büchern ein wenig Licht in das Dunkel der Sinnesphysiologie zu bringen.

Die sublimbische Region (Thalamus, Hypothalamus und Hypophyse) ist eine der wichtigsten, wenn nicht sogar die wichtigste Vermittlungsstelle im Gehirn. Tausende von Eindrücken und Reizen erreichen in jeder Sekunde über Auge, Ohr, Nase, Geschmack und Tastsinn das Gehirn. Aus diesem Informationspotpourri vermag das Gehirn ein Gesamtbild zu rekonstruieren — ein wahres Wunder der Informationstechnik. Wir sehen mit den Augen in einem Lokal einen Gänsebraten, riechen den Duft, und zugleich läuft uns das Wasser im Munde zusammen — fast schmecken wir das Fleisch auf unserer Zunge. In kürzester Zeit hat unser Gehirn diese Eindrücke untereinander verknüpft und entsprechende Reaktionen eingeleitet. Wie kann das geschehen?

Sämtliche Nerven enden im Thalamus. Von dort aus gelangt die Information irgendwie in die Gehirnrinde, also in die Region, in der sich die bewußten Denkvorgänge des homo sapiens abspielen.

Woltersdorf nimmt nun an, daß von den Nervenendigungen im Thalamus Impulse ausgehen (ähnlich einer Sendestation), die sich untereinander durchdringen und miteinander eine Art Interferenz-Muster (ähnlich den Kreisen, die in einen See geworfene Steine bilden) entstehen lassen. Aus diesem unbeschreiblich intensiven Interferenz-Muster selektiert die Großhirnrinde das jeweils Gewünschte oder Erforderliche heraus, aus dem sie dann dieses komplexe Erlebnismuster (in unserem Beispiel: Sehen, Riechen, Schmecken) bildet.

Nach diesem notwendigen Umweg in die Gedankengänge Woltersdorfs möchte ich meine Theorie der Amalgam-Störung hinzufügen: Entsteht ein Strom, so baut sich immer ein elektromagnetisches Feld auf. Die davon ausgehenden Wellen greifen natürlich, allein schon wegen ihrer anatomischen Nähe, zusätzlich als körperfremde Information in das sich ständig verändernde Interferenz-Muster ein. Sie wirken wie Störsender. Nur so werden die häufig beobachteten Symptome wie Benommenheit, Schwindel, Konzentrationsmängel erklärlich.

Da wir gerade bei diesen Gedankengängen sind, will ich noch ein von mir beobachtetes Phänomen hinzufügen. Es ist bekannt (auf die einzelnen Forschungen möchte ich hier nicht weiter eingehen), daß die beiden Gehirnhälften zwar rein oberflächlich ähnlich sind, jedoch bei genauer Betrachtung verschiedene Prioritäten haben. Die linke Hirnhälfte ist mehr dem logischen Denken verpflichtet, der Ratio, der Analyse etc., die rechte Hirnhälfte ist mehr die Heimat der Gefühle, Emotionen, des Irrationalen etc. (s. Tabelle).

Die Gehirnhälften

rechts	links
YIN	YANG
Verstehen von Symbolen	Sprache (gesprochene)
Erkennen von Gesichtern	Lesen
Räuml.Wahrnehmen	Schreiben
Formengedächtnis	Abstraktion
Zeitlosigkeit	Zeitempfinden
Träumen	Logik
Gesamterfassung	Konsekutives Sehen
„Beruf"	„Beruf"
Maler, Künstler	Naturwissenschaftler

TABELLE 17   Dr. Dietrich Volkmer

Beide Hirnhälften sind durch das Corpus callosum, den Balken, miteinander verbunden. Sämtliche Informationen der rechten Körperhälfte werden über die Nervenkreuzungen in die linke Hirnhälfte geleitet und umgekehrt. Die rechte Hirnhälfte scheint die sensiblere zu sein — Störungen auf der linken Körperseite, auch intraoral, werden sich damit zumeist stärker bemerkbar machen als die der rechten Körperseite.

Tausende von Strom-Spannungs-Messungen im Mund haben mir gezeigt, daß eigenartigerweise die höchsten Spannungen/ Stromstärken linksseitig zu finden waren — und hier wiederum im Oberkiefer. Interessant ist, daß gerade diese Patienten auch die meisten subjektiven Beschwerden hatten. Meine Theorie der schädlichen Dominanz linksseitiger Metallstörungen bedarf natürlich neben den empirischen Statements einer naturwissenschaftlichen Statistik — aber Statistiken gehören nicht zu meinen favorisierten Tätigkeiten. Vielleicht hat der eine oder andere von Ihnen ähnliche Beobachtungen gemacht?

Fairerweise muß nach so vielen negativen Aspekten des Amalgams eines deutlich herausgehoben werden:

1. Es gibt zu Amalgam bis heute außer der Goldfüllung noch keine geeignete Alternative (von kleinen einflächigen Füllungen einmal abgesehen).
2. Amalgam ist nicht für jeden Patienten schädlich.

Aus dem Punkt 2 rekrutiert sich sofort die nächste Frage: Wie kann ich wissen, ob Amalgam bei mir/meinem Kind/meiner Frau/meinem Mann usw. schädlich ist? Eine nicht leicht zu beantwortende Frage.

Man kann eine Aussage über eine Verträglichkeit mit den Methoden der Kinesiologie oder Elektroakupunktur treffen. Um es exakt zu formulieren: Diese Aussage gilt nur für den Zeitpunkt der Messung und kann nicht unbeschränkt prospektiv in die Zukunft ausgedehnt werden.

Wird heute also ein Akzeptieren des Amalgams diagnostiziert, so können durchaus im Laufe der Zeit zusätzliche Faktoren hinzukommen, die eine Revision des früheren Ergebnisses erfordern. Entwickelt der Patient eine extreme Naschsucht, so kann sich der Speichel-pH-Wert reduzieren, der Speichel also sauer werden. Im sauren Milieu ist der Stromfluß stärker als bei neutralem pH-Wert.

So sollte man allen Patienten bei starker Amalgambelastung raten, bis zum Zeitpunkt der restlosen Entfernung möglichst alle sauren Speisen (saure Gurken, saure

Heringe etc.) sowie übermäßigen Süßigkeitenkonsum zu vermeiden.

Wer sich die Mühe macht und den Speichel-pH-Wert mißt, wird dies bestätigen.

Ein anderes brennendes Problem kann nicht unerwähnt bleiben: Die Allergien sind sehr stark im Zunehmen begriffen. Wäre unter Umständen eine prädisponierende Wirkung durch Amalgam möglich?

Lassen Sie mich dieses heikle Kapitel mit einigen Aussagen und Hoffnungen/Wünschen abschließen:

1. Man kann ein Material nicht generell verteufeln, weil es zugegebenermaßen in vielen Fällen toxisch wirkt.
2. Es wäre wünschenswert, wenn die Schul-Zahnmedizin endlich von ihrem hohen, wissenschaftlichen Roß herabstiege und den Wert der subjektiven Beschwerden des einzelnen Menschen anerkennen würde, ohne immer wieder stereotyp Statistiken, Doppelblindversuche usw. zu fordern.

Jeder Mensch auf dieser Welt ist eine einmalige unwiederholbare Ausgabe der Spezies homo (mehr oder weniger) sapiens. Das Reaktionsspektrum ist dermaßen weit gefächert, daß Statistiken zwar eine Menge Fakten liefern, aber den Weg zu wahrer Erkenntnis verbauen! In diesem Sinne sollte man sich auch offen und frei dem Thema Amalgam zuwenden. Denn wer sollte diesen Schwierigkeiten am besten ins Auge schauen, wenn nicht wir Zahnärzte selbst.

Für das Image der Zahnärzte in der Öffentlichkeit wäre es besser, diesen nicht unbrisanten Fragenkomplex von sich aus anzugehen und sich nicht erst durch TV-Medien und die Sensationspresse an die Wand drücken zu lassen.

Fluor – der Retter in der Not?

Ein leidiges Thema! Immer wieder erhitzen sich die Gemüter daran! Die Dispute in den Fachzeitschriften sprechen für sich.

Aber jeder kritische und holistisch denkende Zahnarzt muß einfach irgendwann zu der Schlußfolgerung kommen, daß eine Prophylaxe so ein-fach und ein-seitig nicht sein kann. Man kann doch dieses unendlich komplizierte Wesen Mensch nicht in solch ein-fache Denkschablonen hineinpressen.

In meinem Ernährungs-Buch bin ich bereits darauf eingegangen. Inzwischen erschien von Dr. Bruker, Lahnstein, ein Buch mit dem Titel „Vorsicht Fluor" und dem Untertitel „Das Kariesproblem. Dies ist eine Sammlung von wichtigen Materialien zur Wahrheits-findung für Eltern, Zahnärzte, Ärzte, Krankenkassen, Behörden und Politiker".

Leider wurde Dr. Bruker von einigen zahnärztlichen Fach-Zeitschriften sehr polemisch und persönlich angegangen, so daß man sich fast für seinen gesamten Berufsstand hätte entschuldigen mögen.

Ich möchte daher an dieser Stelle ganz klar herausstellen: Ärzte wie Dr. Bruker haben den ungeheuren Mut aufgebracht, gegen den Konformismus der Schulmedizin zu schwimmen und ein ganzheitliches Konzept (wie es heute immer lauter von den Patienten und nicht nur von den Ärzten gefordert wird) zu entwickeln. Dr. Bruker hat mit seinen Ideen den Menschen mehr Gutes getan als alle Fluor-Forscher Deutschlands zusammen.

Implantologie –
die hohe Kunst der Verschleierung

Seien wir ehrlich: Implantate sind Täuschungsversuche, sich selbst und den anderen gegenüber etwas Fremdes als Eigenes vorzutäuschen.

Zugegebenermaßen habe ich keine aktiven Erfahrungen mit Implantaten. Anfang der siebziger Jahre habe ich eine Reihe von Implantologie-Kursen absolviert, doch die Kursgestaltung und die Einstellung der Referenten ließen in mir (und auch in anderen Kollegen) das unbehagliche Gefühl einer kommerziellen Priorität aufkommen, so daß ich dieses Thema fortan aufs Abstellgleis schob. Inzwischen sind einige Methoden aufgekommen, denen man eine gewisse Seriosität nicht absprechen kann. Meine (passiven) Erfahrungen in meiner jetzigen Praxis veranlassen mich aber zu einigen wichtigen Hinweisen:

1. Es ist sicher lobenswert, einem älteren Menschen mit stark abgebautem Kieferkamm die Möglichkeit einer einigermaßen akzeptablen oralen Vorverdauung (= Kauen) mit Hilfe von „festen" Prothesen zu geben.

2. Der implantierende Zahnarzt sollte immer beachten, wohin er sein Implantat setzt. Es lohnt sich, dazu die Seite über die Resonanzketten aufzuschlagen. Der Implantationsversuch in die Gegend 47,

46 oder 36, 37 bei gestörtem Dickdarm wird häufig zu Mißerfolgen führen, weil die energetische Fernwirkung des Organs Dickdarm eine Einheilung/Ossifikation erschwert, wenn nicht sogar unmöglich macht.

3. Es ist anamnestisch genau abzuklären, warum der Zahn, der jetzt implantationsmäßig ersetzt werden soll, der Zange zum Opfer gefallen ist. Ein Gebiet, das zuvor einen wurzelbehandelten, darauf resizierten und schlußendlich doch extrahierten Zahn beherbergte, ist alles andere als ein günstiger Nährboden für ein Implantat.

4. Eine Begleittherapie mit naturheilkundlichen, homöopathischen und biophysikalischen Methoden könnte zu einer besseren Akzeptierung des Fremdkörpers Implantat führen.

Es wäre wünschenswert, wenn diese Gedanken – die sicher nicht neu sind – einem Kollegen, der sich mit dem Thema Implantologie befaßt, zu einer erfolgreicheren Therapie und damit zu schmerzfreien und zufriedenen Patienten verhelfen würden.

Auch die Implantologie hat ihren Sinn, wenn sie kritischer gehandhabt wird.

Übersicht – als Vor-Sicht und Um-Sicht

Hätte ich das vorher gewußt, dann hätte ich die Hände davon gelassen! Ich habe mein Bestes getan, aber damit habe ich nicht gerechnet!

Zu spät! Es ist eben geschehen. Jeder ist einmal in diese Grube gefallen, entweder weil man versäumt hat, den Patienten zuvor genau zu befragen, oder man glaubte, es würde schon irgendwie gehen.

Ärger und Mißerfolg kosten immer Kraft, Zeit und – last not least – Geld. Wäre es daher nicht die Ideallösung dieses Dilemmas, sich mit bestimmten Meßverfahren vorher ein Gesamtbild des Patienten zu verschaffen? Es gibt eine ganze Reihe solcher biologischer und energetischer Übersichtsverfahren, aus denen ich zwei Methoden herausgreifen möchte, die sich in meiner Praxis bewährt haben und die im technischen Procedere an Helferinnen delegiert werden können.

Decoder-Dermografie

Jeder Mensch ist so alt wie sein Bindegewebe. Aus der früheren statisch-anatomischen Sichtweise war es nur eine Gewebsfüllung. Erst die wahrhaft bahnbrechenden Forschungen Pischingers ließen die enorme Bedeutung dieses Zwischenzellgewebes erkennen. Pischinger zeigte, daß das Bindegewebe in seiner Gesamtheit fast als Organ anzusehen ist. Bindegewebe verbindet im wahrsten Sinn des Wortes Gefäße, Lymphe, Nerven etc. mit den Parenchymzellen. Es ist die zwischengeschaltete Region, das Interimsareal, die Transitstrecke, durch die sämtliche Nähr- und Schlackenstoffe zum und vom Organ transportiert werden. In ihm spielen sich zudem die gesamten lymphatischen und immunologischen Vorgänge ab.

Es bedarf keiner großen Phantasie, sich vorzustellen, daß ein verschlacktes Grundgewebe, wie Pischinger es bezeichnet, in das der Körper mangels Entgiftungsmöglichkeit seine auszuscheidenden Stoffwechselendprodukte ablagert, seine volle Funktion als Zubringer der Nährstoffe und Austragungsort körperlicher Abwehrreaktionen nicht in vollem Umfang ausüben kann. Dieser Mensch ist in seiner Regulation, wie wir es heute bezeichnen, eingeschränkt, d.h. auf ihn einwirkende Umwelteinflüsse und Reize werden nur bedingt oder falsch beantwortet. Dieser chronisch-degenerative Zustand ist ein heute außerordentlich häufig anzutreffendes Erscheinungsbild.

SOL	GEL
Viel Gewebsflüssigkeit, mehr entzündlicher Zustand, viele kleine verfügbare Ionen bzw. Molekülverbände, guter Stromfluß, wenig Widerstand.	Wenig Gewebsflüssigkeit, mehr chronischer Zustand, große, wenige verfügbare Ionen bzw. Moleküle, geringer Stromfluß, hoher Widerstand.

TABELLE 18

Wie kann man nun so etwas messen oder aufzeichnen?

Schickt man durch ein derartig verstopftes Gewebe einen Strom hindurch, so wird der Widerstand im Vergleich zu einem gesunden, ablagerungsfreien Gewebe erhöht sein. Zu diesem Zweck legen wir Elektroden an den Körper an. Je nach Stromdurchfluß oder Widerstand unterscheiden wir zwischen den beiden Zustandsformen SOL und GEL.

Gelingt es nun, mit einem Gerät diese Parameter aufzuzeichnen und zu relativieren, hätten wir eine Aussage über die Funktionstüchtigkeit des interstitiellen Bindegewebes oder Grundsystems.

Der von der Firma Jahnke entwickelte Decoder-Dermograf besitzt diese gewünschten Eigenschaften. Im Standard-Programm werden insgesamt sechs Elektroden (Stirn, Hände, Füße je zwei) angelegt und der Organismus nach einem bestimmten Schema (s. u.) abgetastet. Je nach Fragestellung unterscheiden wir zwischen verschiedenen Analysen:

1. Standard-Decoderdermogramm
2. Kopf-Decoderdermogramm
3. Kiefer-Decoderdermogramm
4. Stirn-Kiefer-Decoderdermogramm
5. Kiefergelenks-Decoderdermogramm

Das Grundschema einer solchen Einzelmeßstrecke (Ableitung) sieht wie folgt aus: Aus der Konfiguration der einzelnen Meßparameter sind Aussagen über den Zustand innerhalb der Meßstrecke möglich, z.B. Chronizität oder mehr akut-allergisches Geschehen. Der vom Gerät ausgeübte elektrische Reiz (Impulsstrom) von 10 Hz und 10 sec. Dauer wird in seiner aufgezeichneten Form als Impulspaket bezeichnet. Ein spitz auslaufendes Impulspaket ist ein Hinweis auf einen stark inflammatorischen Zu-

stand, während ein fast rechteckiges Impulspaket die Verschlackung des Bindegewebes und der in ihm liegenden Organe andeutet. Die Aneinanderreihung mehrerer Meßstrecken (s.o.) ergibt somit eine ausgezeichnete Übersicht des Gesamtorganismus.

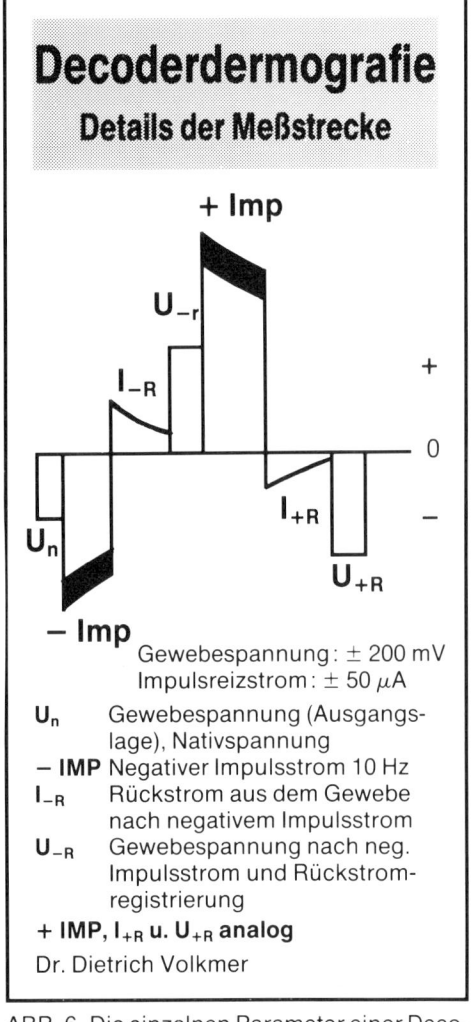

Gewebespannung: ± 200 mV
Impulsreizstrom: ± 50 μA

U_n Gewebespannung (Ausgangslage), Nativspannung

− IMP Negativer Impulsstrom 10 Hz

I_{-R} Rückstrom aus dem Gewebe nach negativem Impulsstrom

U_{-R} Gewebespannung nach neg. Impulsstrom und Rückstromregistrierung

+ IMP, I_{+R} u. U_{+R} **analog**

Dr. Dietrich Volkmer

ABB. 6 Die einzelnen Parameter einer Decoder-Meßstrecke

Das Wissen um die anatomische Lage des Organs sowie die sog. Head'schen Zonen (Hautareale mit organspezifischer Zuordnung) erlaubt eine Einkreisung bzw. grobe Rasterdiagnostik, welches Organ oder welche Organe betroffen sein könnten.

Eines muß aber in aller Deutlichkeit herausgestellt werden: Das Decoderdermogramm ist ein Übersichtsbild.

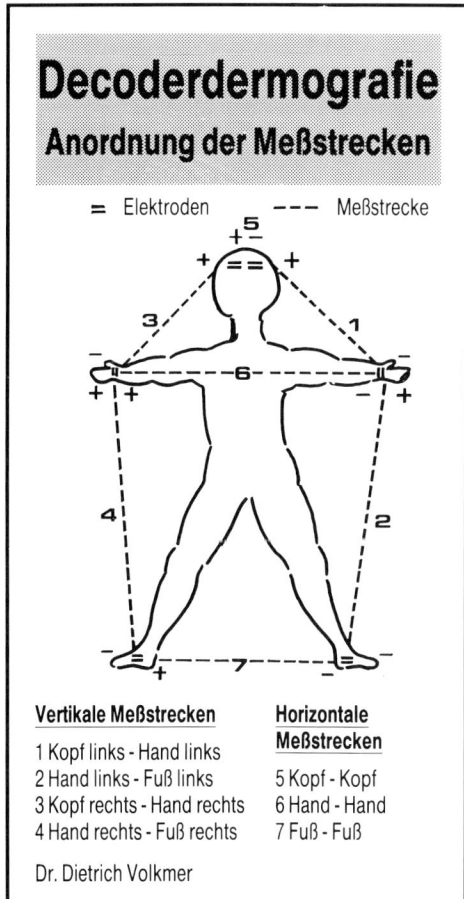

Vertikale Meßstrecken

1 Kopf links - Hand links
2 Hand links - Fuß links
3 Kopf rechts - Hand rechts
4 Hand rechts - Fuß rechts

Horizontale Meßstrecken

5 Kopf - Kopf
6 Hand - Hand
7 Fuß - Fuß

Dr. Dietrich Volkmer

ABB. 7 Verlauf und Schaltung der Meßstrecken beim Standard-Decoder

Ein Vergleich mag Ihnen das nahebringen: Mit einem Flugzeug können Sie über die Landschaft fliegen, Sie können sich an Seen, Bergen und kleinen Dörfern erfreuen. Man kann den Marktplatz, die Kirche und auch das Schwimmbad ausmachen. Wollen Sie jedoch das Geschehen in seiner Lebendigkeit am Marktplatz, mit seinen Gerüchen und Geräuschen , einfangen oder evtl. den Riemenschneider-Altar der Kirche bewundern, dann müssen Sie sich schon anderer Fortbewegungsmittel bedienen: Auto, Fahrrad oder auch wieder einmal Ihrer Füße. Konkret auf das Decoder-Dermogramm bezogen heißt das: Sie müssen feinere und ins Detail gehende Methoden wie Elektroakupunktur, Thermografie, Sonografie etc. anwenden, um die in einer Decoder-Ableitung liegenden Organe genauer zu inspizieren.

Uns geht es aber in erster Linie um das Gesamtübersichtsbild. Die folgende Abbildung zeigt die Decoder-Messung eines Patienten (siehe Abb. 9).

Das Decoder-Dermogramm zeigt uns einen Einmalzustand, vergleichbar mit einem Foto. Der Mensch ist ein offenes Wesen (oder System), d.h. er antwortet auf Reize aus seiner Umwelt. Diese Reizbeantwortung können wir auch Regulationsfähigkeit nennen. Technisch lösen wir dieses Problem durch eine Zweitmessung (die erste Messung ist einem Reiz gleichzusetzen, wir können aber auch andere, die Regulation herausfordernde Reize setzen), die in einer anderen Farbe geschrieben wird. In meiner Praxis bevorzuge ich aus symbolischen Gründen die Schreibung der ersten Messung in Schwarz (Aussage, Statement; jedes Druckwerk wird schwarz geschrieben) und die zweite Messung in Rot (Reiz, Irritation).

Aus dem Unterschied zwischen Erst- und Zweitmessung ergeben sich je nach Regulation eine Reihe von diagnostischen Aussagen, deren Betrachtung im Detail jedoch den jeweiligen Lehrbüchern bzw. Kursen vorbehalten sei.

Um den Anwendungszweck für die zahnärztliche Praxis zu demonstrieren, greife ich ein Beispiel aus meiner Praxis heraus: Eine ca. 55 Jahre alte Patientin klagt seit ca. 6 Jahren über bestehende Schmerzen im Bereich des linken Unterkiefergebietes,

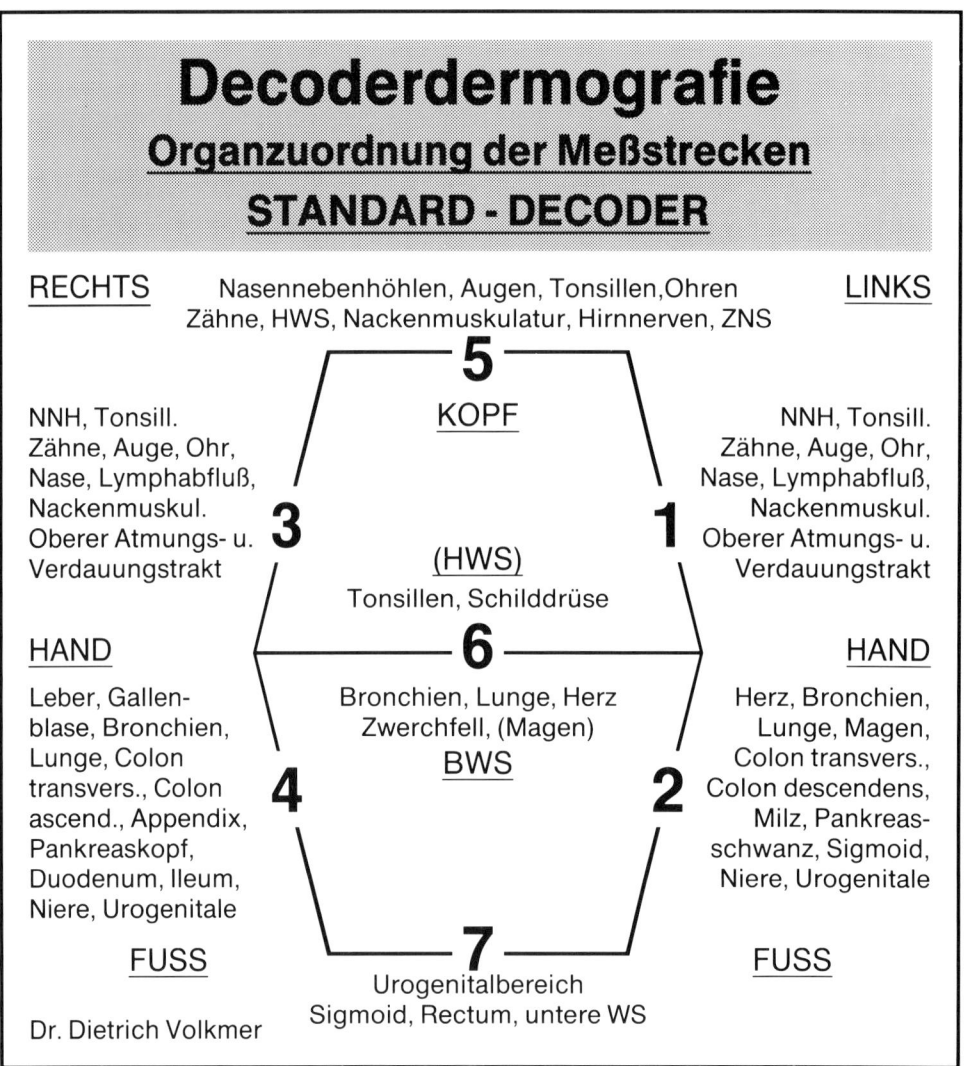

ABB. 8 Topografische Organ-Zuordnung beim Standard-Decoder

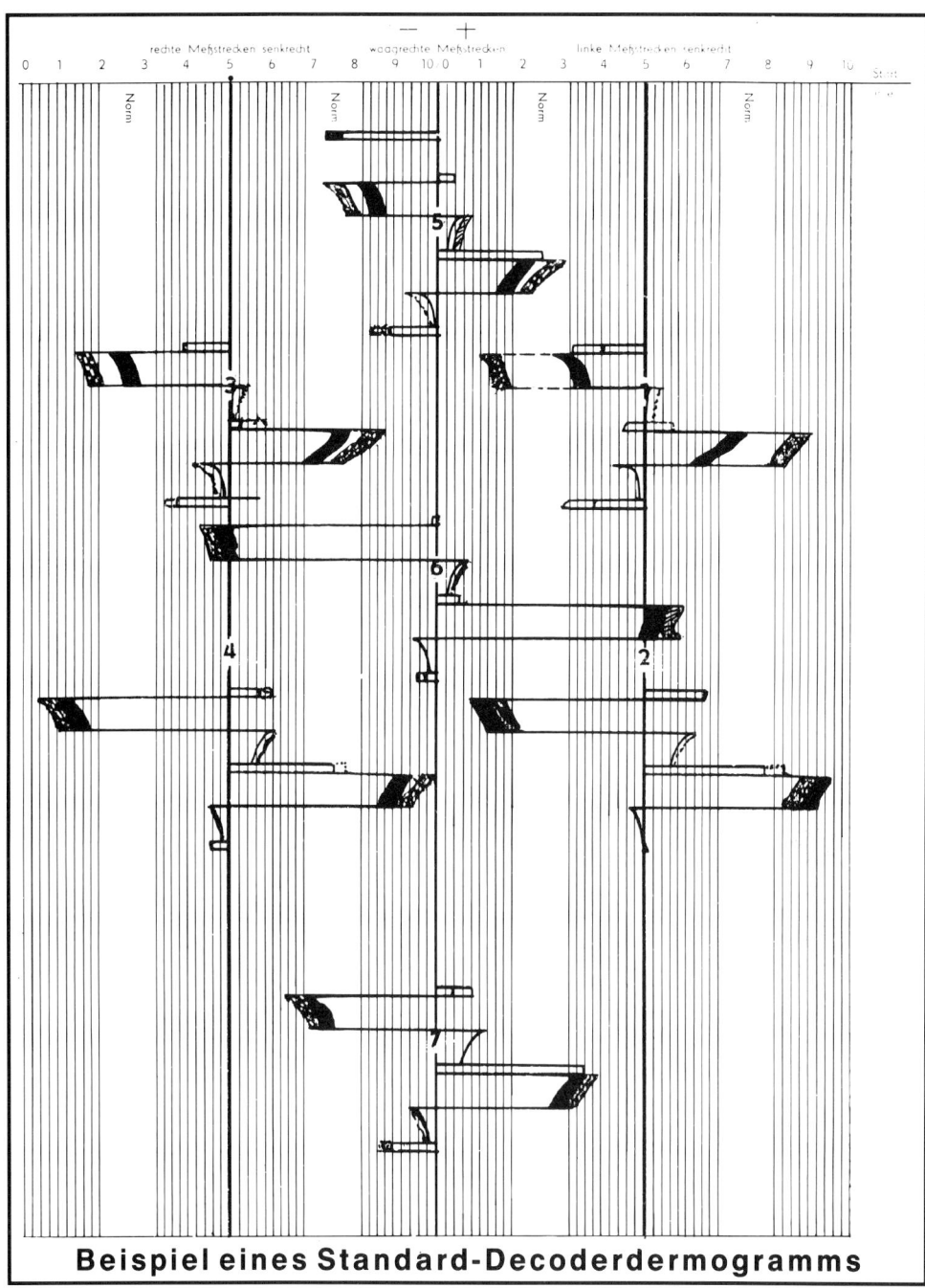

Beispiel eines Standard-Decoderdermogramms

ABB. 9 Dunkle Linien: Erstmessung; helle Linien: Zweitmessung nach Reiz

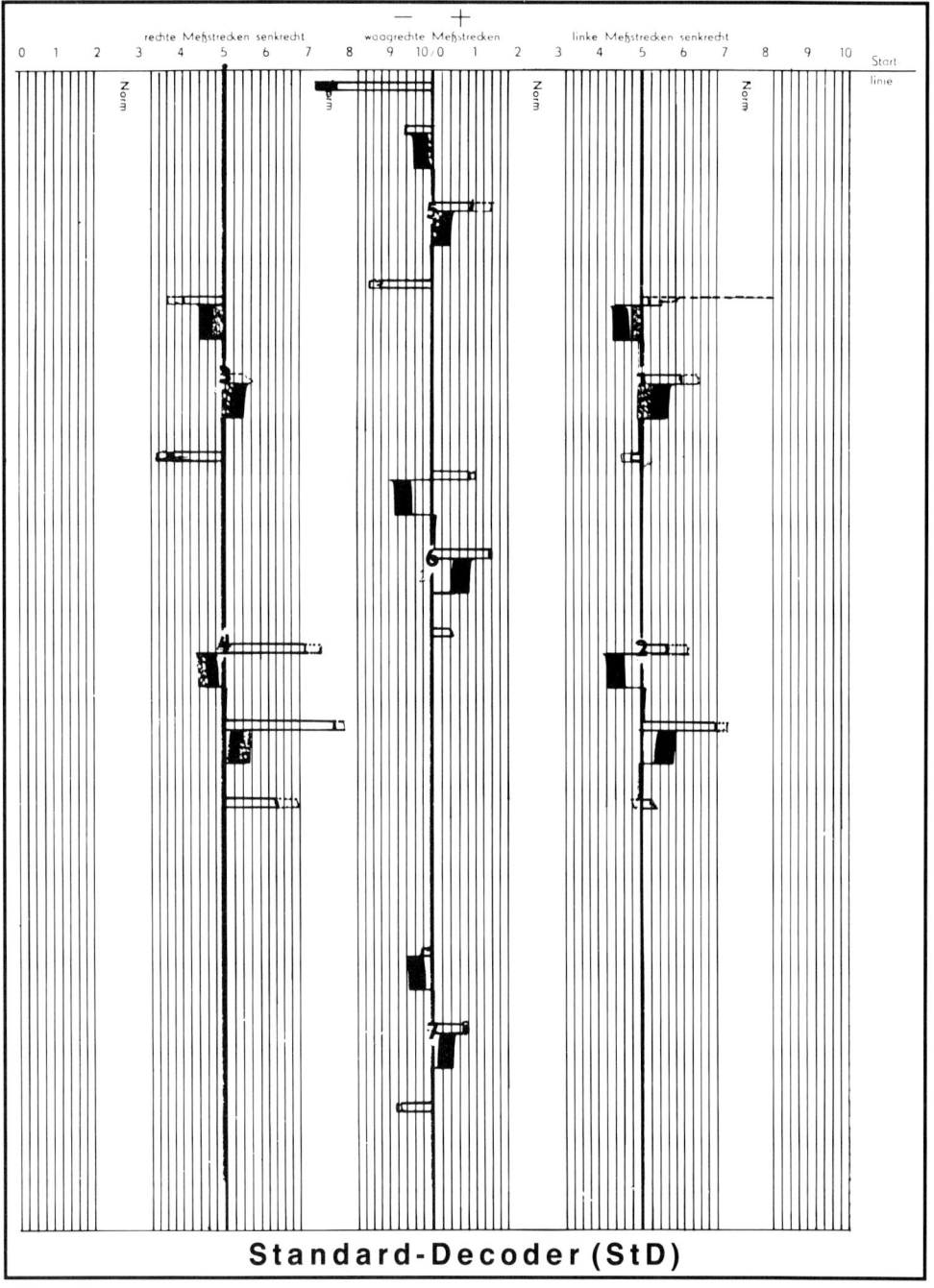

ABB. 10 Standard-Decoderdermogramm einer belasteten Patientin (s. Test)   Dr. Dietrich Volkmer

regio 38. Die Patientin ist stark übergewichtig und gibt leichte Ermüdbarkeit an. Nach der operativen Entfernung der Zähne 37 und 38 traten Nachbeschwerden auf, die Region wurde viermal ohne entscheidende Verbesserung der quälenden Schmerzen operativ nachrevidiert.

Ein Blick auf das Decoder-Dermogramm gibt uns wesentliche Hinweise (Abb. 10).

Kurzinterpretation: chronische degenerative Tendenz mit ausgesprochener Regulationsstarre.

Direkt nach dem Standard-Decoderdermogramm wurde eine Aufzeichnung im Kopfbereich durchgeführt (siehe Abb. 11, 12, 13).

Das chronisch degenerative Bild wiederholt sich auch im Kopf.

Welche Schlüsse können wir daraus ziehen? Der Eingriff wurde wahrscheinlich zu einem Zeitpunkt vorgenommen, an dem die Patientin in ihrer gesamten körperlichen Verfassung (Regulationsfähigkeit)

a) nicht in der Lage war, diesen Eingriff zu verkraften und

b) die Wahrscheinlichkeit einer vollständigen Wundheilung außerordentlich gering war.

Das jetzige Regulationsbild macht aber auch einen erneuten Eingriff absolut illusorisch, denn aller Voraussicht nach bleibt der Zustand wie zuvor. Eine fünfte Revision kann der Patientin erst nach einer Verbesserung der gesamten Regulationsfähigkeit zugemutet werden, z.B. durch diätische, entgiftende und regenerative Maßnahmen.

Eine umfangreiche Kronen- und Brückenversorgung ist aus den gleichen Gründen abzulehnen.

Dieses Beispiel möge die Wichtigkeit der Anwendung *vor* zahnärztlichen Maßnahmen großen Ausmaßes demonstrieren.

Das Verfahren der Decoder-Dermografie ist delegierbar (belastet daher den Arzt/ Zahnarzt nicht direkt), muß aber vom Behandler diagnostisch ausgewertet und zugleich therapeutisch-prognostisch extrapoliert werden.

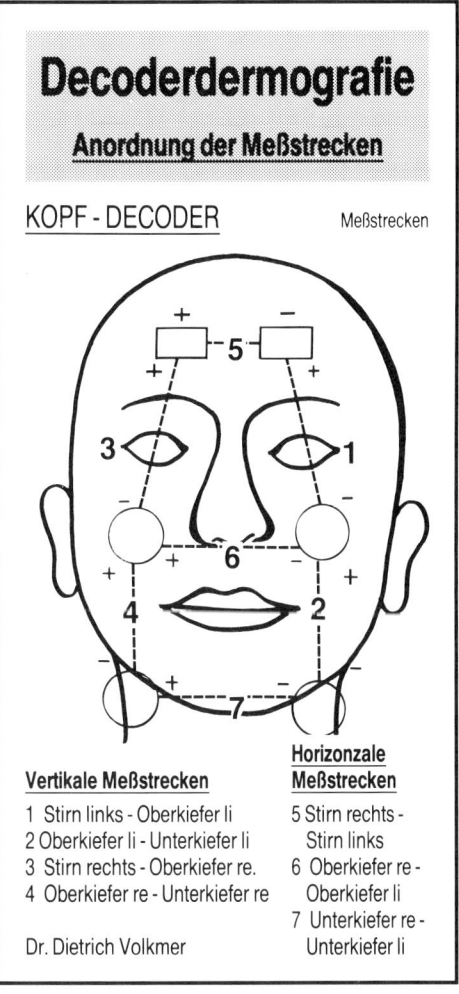

ABB. 11 Verlauf und Schaltung der meßstrekken beim Kopf-Decoder

Um Ihnen das Gesamtspektrum der Einsatzmöglichkeiten aufzuzeigen, sollen noch stichwortartig weitere von mir entwickelte Kopfbereich-Decodermessungen angedeutet werden, die uns zusätzlich zu den klinischen Unterlagen die Möglichkeit der regulatorischen Diagnostik dieser Areale bieten.

a) Kiefergelenksdecoder, einfache und erweiterte Form (s. Abb. 14, 15)

b) Stirn-Kiefer-Decoder (s. Abb. 16)

c) Kieferdecoder (s. Abb. 17)

Sollten Sie nun total verwirrt sein ob so vieler Elektroden, Ableitungen, Schaltschemen, dann trösten Sie sich — es ist alles

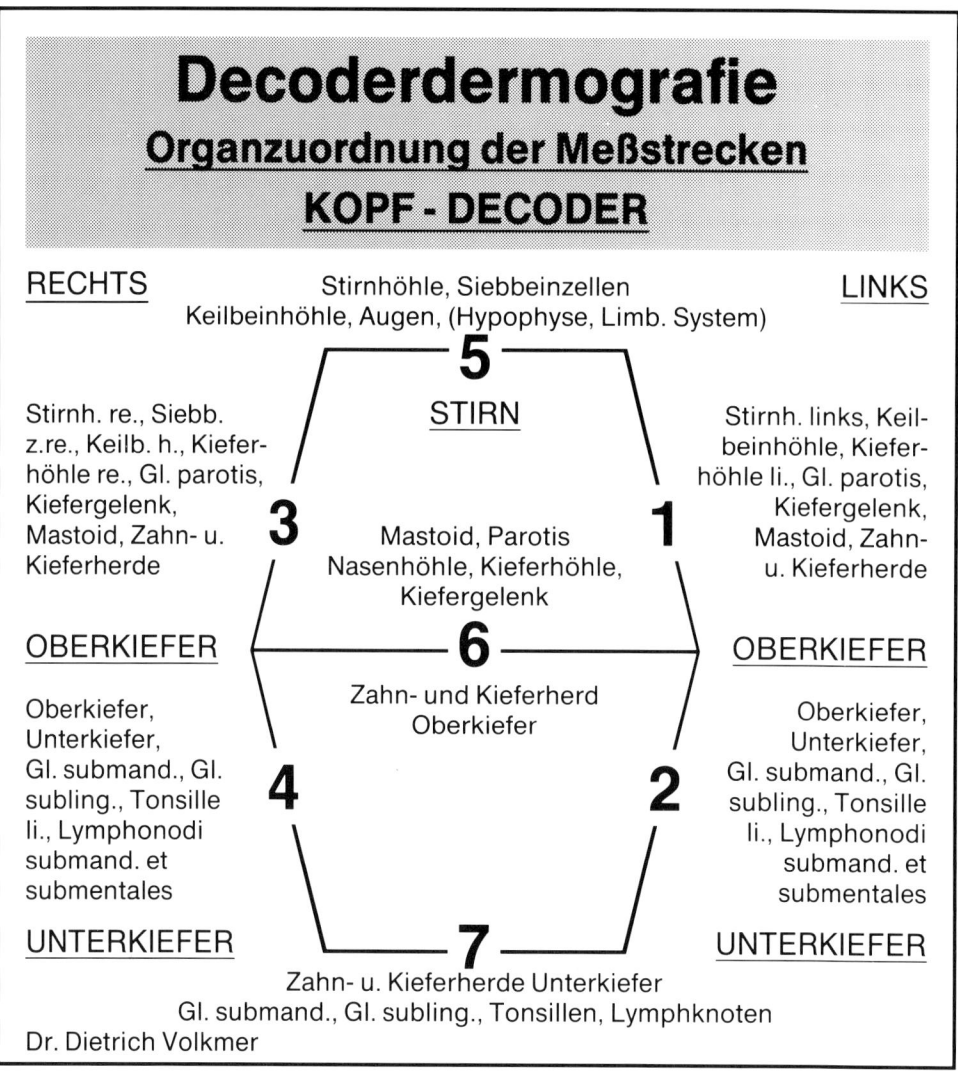

Decoderdermografie
Organzuordnung der Meßstrecken
KOPF - DECODER

RECHTS   Stirnhöhle, Siebbeinzellen   LINKS
Keilbeinhöhle, Augen, (Hypophyse, Limb. System)

5

Stirnh. re., Siebb. z.re., Keilb. h., Kieferhöhle re., Gl. parotis, Kiefergelenk, Mastoid, Zahn- u. Kieferherde

STIRN

3

Mastoid, Parotis Nasenhöhle, Kieferhöhle, Kiefergelenk

1

Stirnh. links, Keilbeinhöhle, Kieferhöhle li., Gl. parotis, Kiefergelenk, Mastoid, Zahn- u. Kieferherde

OBERKIEFER   **6**   OBERKIEFER

Zahn- und Kieferherd Oberkiefer

Oberkiefer, Unterkiefer, Gl. submand., Gl. subling., Tonsille li., Lymphonodi submand. et submentales

4

2

Oberkiefer, Unterkiefer, Gl. submand., Gl. subling., Tonsille li., Lymphonodi submand. et submentales

UNTERKIEFER   **7**   UNTERKIEFER

Zahn- u. Kieferherde Unterkiefer
Gl. submand., Gl. subling., Tonsillen, Lymphknoten
Dr. Dietrich Volkmer

ABB. 12 Topografische Organ-Zuordnung beim Kopf-Decoder

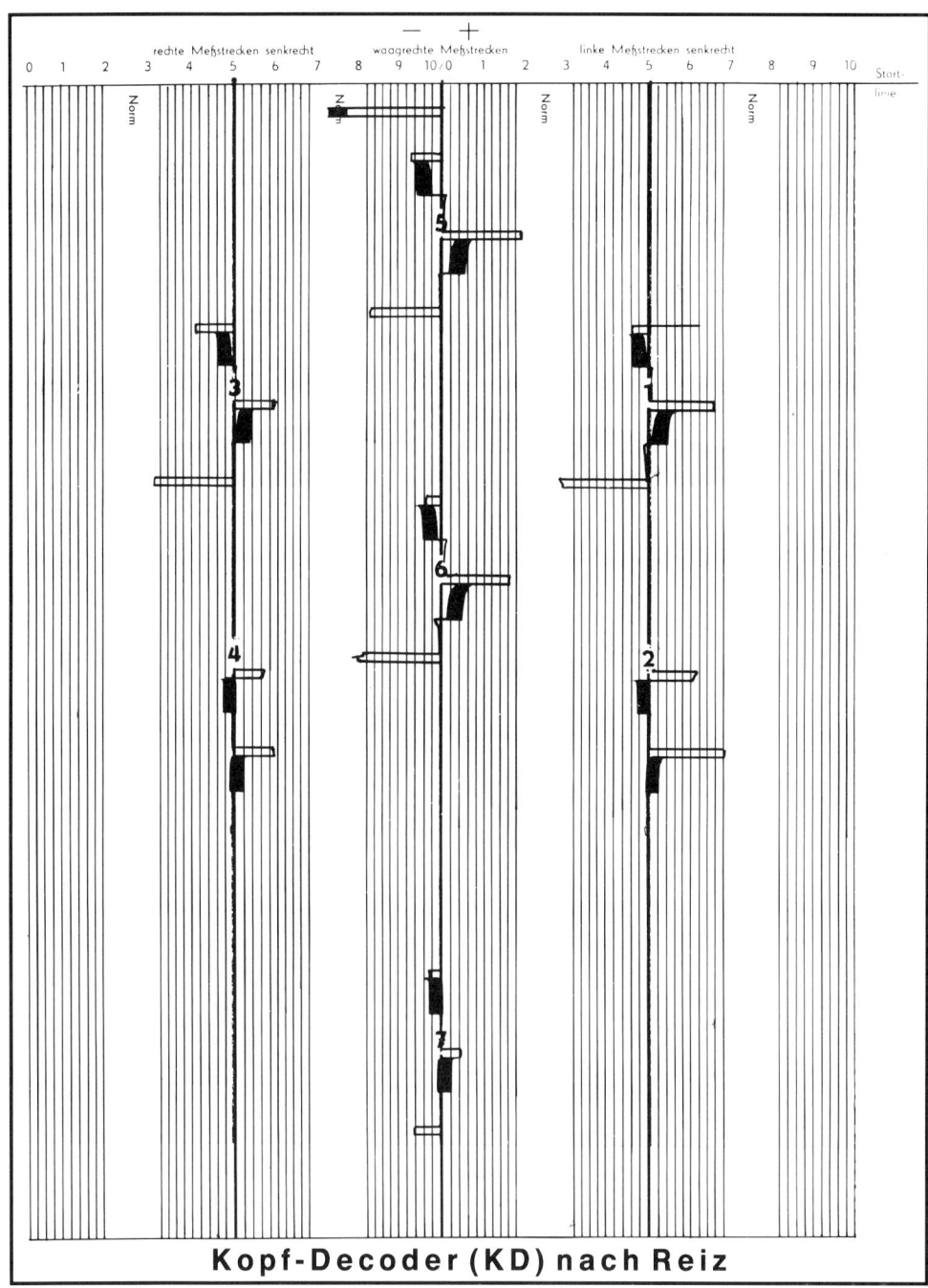

ABB. 13 Kopf-Decoderdermogramm der Patientin von Abb. 10

erlernbar, es ist nur eine Frage der Zeit, des guten Willens und des Fleißes.

Ich möchte Ihnen nur vorsichtig (oder auch nicht) andeuten, daß wir mit unseren bisherigen diagnostischen Mitteln noch keinesfalls am Ende sind, sondern daß uns eine große Palette weiterer Maßnahmen zur Verfügung steht.

Wir wollen noch einen Sprung zu einem anderen interessanten Verfahren machen.

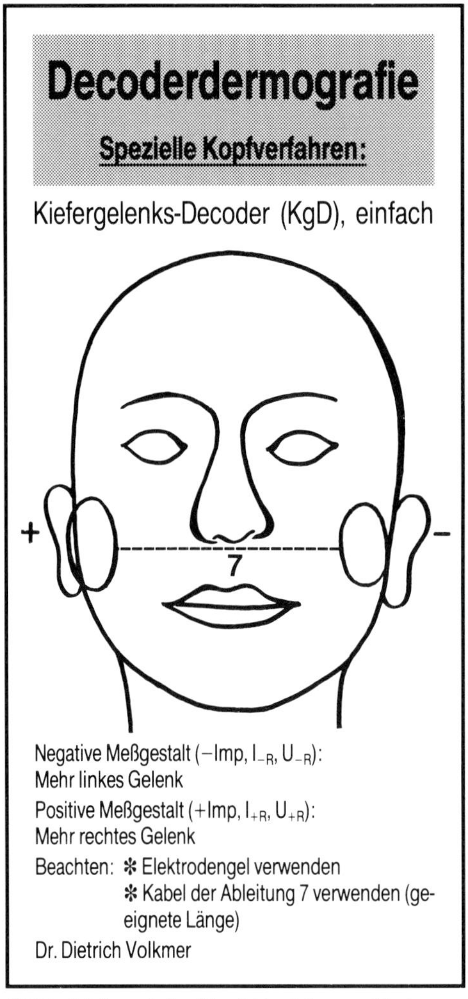

Decoderdermografie
Spezielle Kopfverfahren:

Kiefergelenks-Decoder (KgD), einfach

Negative Meßgestalt ($-$Imp, I_{-R}, U_{-R}):
Mehr linkes Gelenk
Positive Meßgestalt ($+$Imp, I_{+R}, U_{+R}):
Mehr rechtes Gelenk
Beachten: ✳ Elektrodengel verwenden
✳ Kabel der Ableitung 7 verwenden (geeignete Länge)
Dr. Dietrich Volkmer

ABB. 14 Spezielle Kopf-Verfahren: Kiefergelenks-Decoder (einfach)

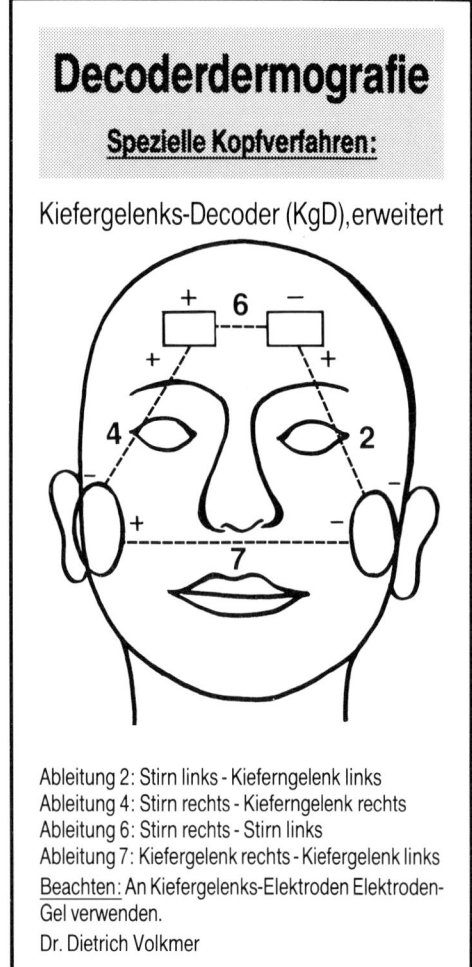

Decoderdermografie
Spezielle Kopfverfahren:

Kiefergelenks-Decoder (KgD), erweitert

Ableitung 2: Stirn links - Kieferngelenk links
Ableitung 4: Stirn rechts - Kieferngelenk rechts
Ableitung 6: Stirn rechts - Stirn links
Ableitung 7: Kiefergelenk rechts - Kiefergelenk links
Beachten: An Kiefergelenks-Elektroden Elektroden-Gel verwenden.
Dr. Dietrich Volkmer

ABB. 15 Spezielle Kopf-Verfahren: Kiefergelenks-Decoder (erweitert)

Kirlian-Fotografie, Energetische Terminalpunkt-Diagnostik (ETD)

Die von dem russischen Forscherehepaar Kirlian gefundene Möglichkeit, mit einer Hochspannungsfotografie energetische Felder von Pflanzen sichtbar zu machen, wurde in Deutschland von dem Bruchsaler Heilpraktiker Peter Mandel zu einem diagnostischen System entwickelt und ausgebaut. Dabei werden die energetischen Felder von Fingerspitzen und Fußzehen auf einem Positiv fotografiert und sofort entwickelt (s. Abb. 18).

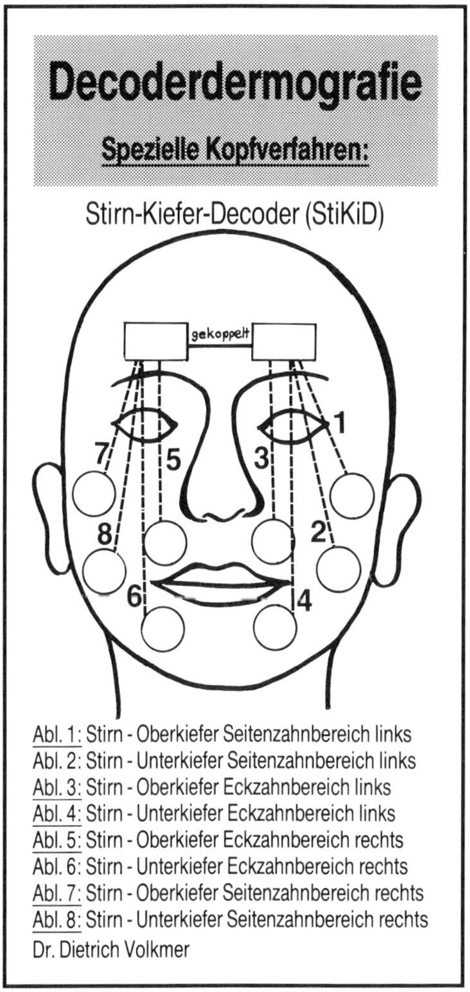

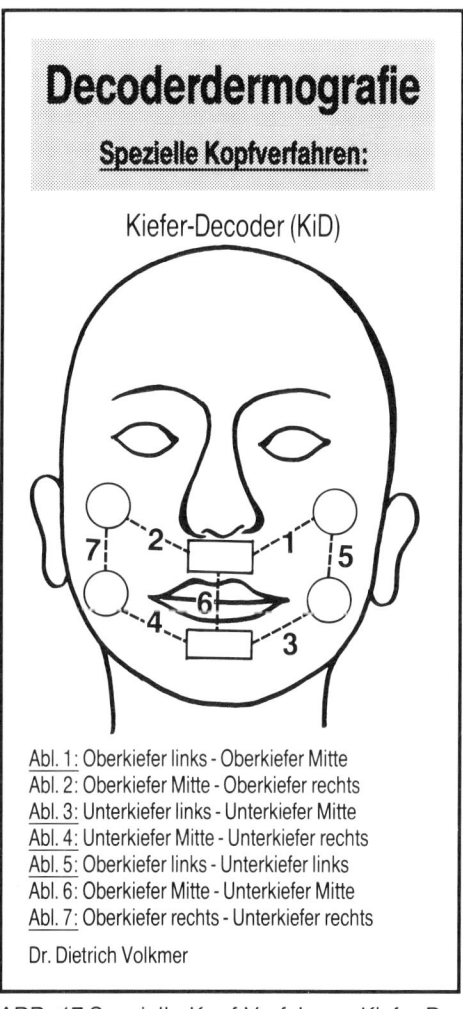

Decoderdermografie

Spezielle Kopfverfahren:

Stirn-Kiefer-Decoder (StiKiD)

gekoppelt

Abl. 1: Stirn - Oberkiefer Seitenzahnbereich links
Abl. 2: Stirn - Unterkiefer Seitenzahnbereich links
Abl. 3: Stirn - Oberkiefer Eckzahnbereich links
Abl. 4: Stirn - Unterkiefer Eckzahnbereich links
Abl. 5: Stirn - Oberkiefer Eckzahnbereich rechts
Abl. 6: Stirn - Unterkiefer Eckzahnbereich rechts
Abl. 7: Stirn - Oberkiefer Seitenzahnbereich rechts
Abl. 8: Stirn - Unterkiefer Seitenzahnbereich rechts
Dr. Dietrich Volkmer

Decoderdermografie

Spezielle Kopfverfahren:

Kiefer-Decoder (KiD)

Abl. 1: Oberkiefer links - Oberkiefer Mitte
Abl. 2: Oberkiefer Mitte - Oberkiefer rechts
Abl. 3: Unterkiefer links - Unterkiefer Mitte
Abl. 4: Unterkiefer Mitte - Unterkiefer rechts
Abl. 5: Oberkiefer links - Unterkiefer links
Abl. 6: Oberkiefer Mitte - Unterkiefer Mitte
Abl. 7: Oberkiefer rechts - Unterkiefer rechts
Dr. Dietrich Volkmer

ABB. 16 Spezielle Kopf-Verfahren: Stirn-Kiefer-Decoder

ABB. 17 Spezielle Kopf-Verfahren: Kiefer-Decoder

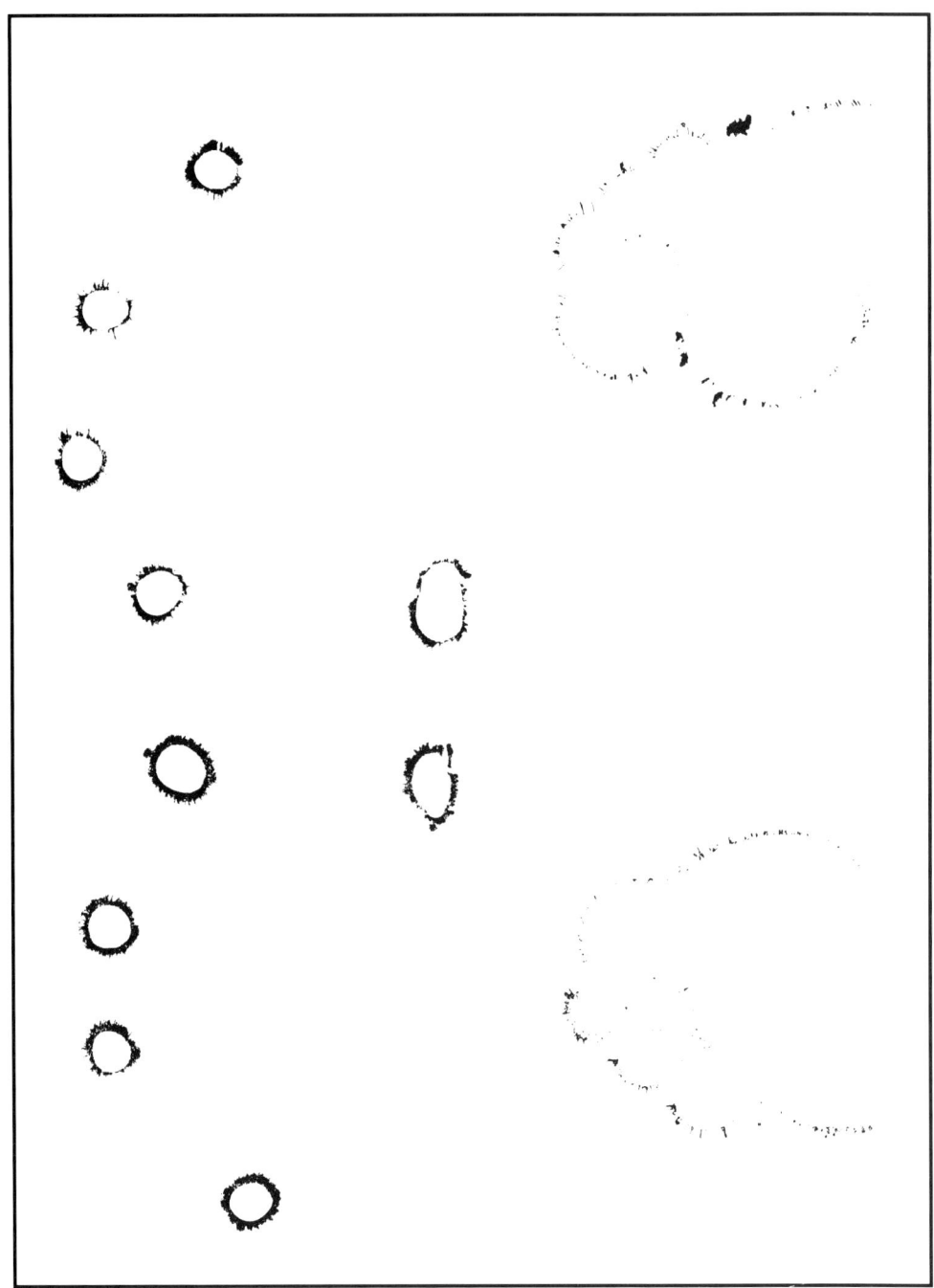

ABB. 18 Beispiel einer Kirlian-Fotografie (Energetische Terminalpunkt-Diagnostik, ETD)

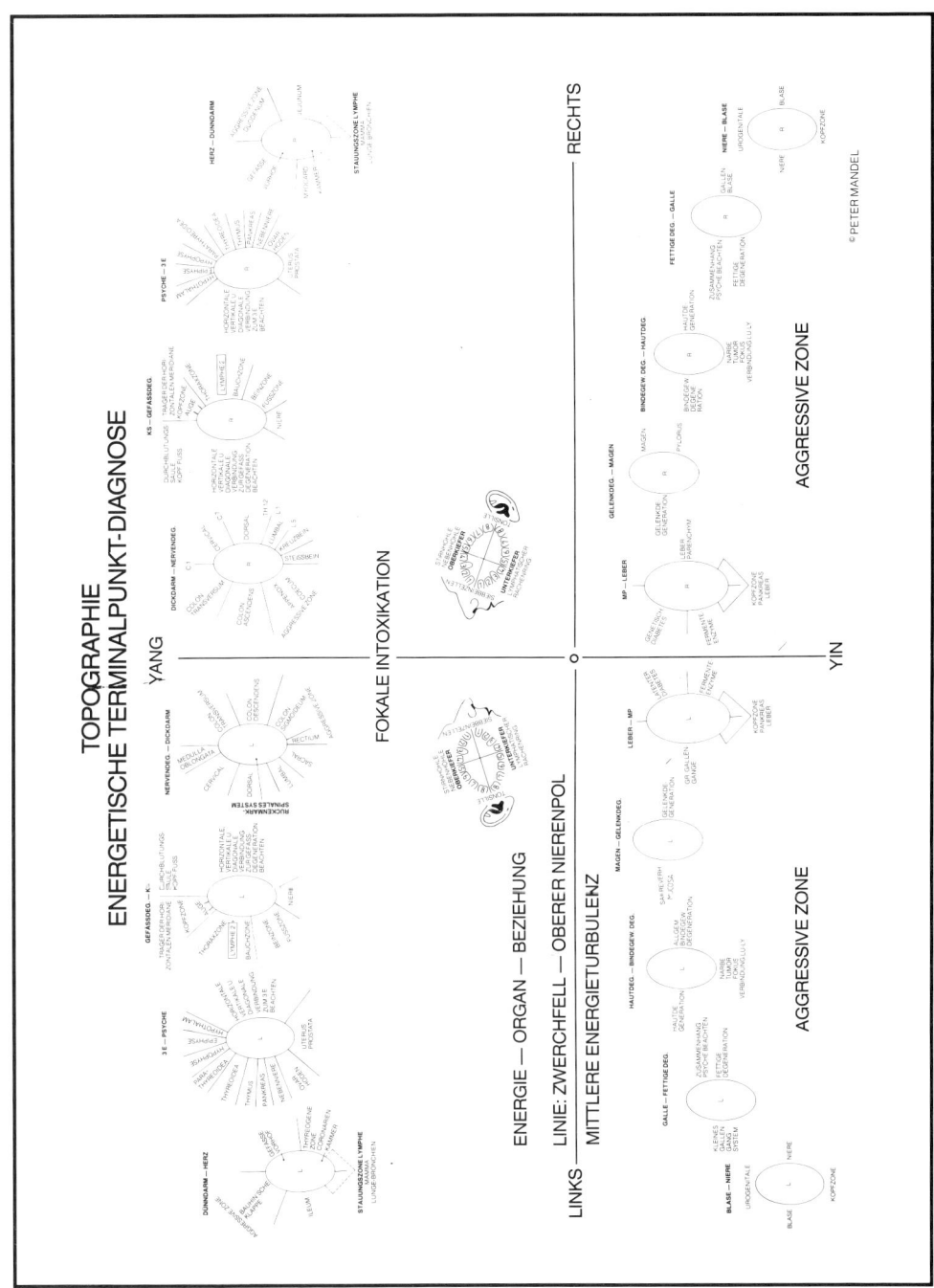

ABB. 19 Topographische Zuordnung im ETD-Bild

Gemäß den Zuordnungen der klassischen Akupunktur und den von Voll gefundenen Meridianen ergibt sich eine topografische Zuordnung. Abweichend von der statischen „Punkt-Philosophie" prägte Mandel den Begriff des energetischen Umflusses: Den Akren scheint eine außerordentliche Bedeutung bei der Umleitung/Weiterleitung/Aufnahme der fließenden Energie zuzukommen, deren Wesen für uns nicht vorstellbar ist (s. Theorie von B. Heim). Innerhalb eines Umflusses zeichnen sich Bestandteile, Organe und anatomische Sektoren ab, die entsprechend ihrer Strahlenqualität Aussagen über ihren energetischen Zustand erlauben (s. Abb. 19).

Wir wissen: Leben hat immer eine dynamische Struktur, es entwickelt sich. Mandel unterscheidet drei verschiedene Entwicklungsstadien, in denen sich ein Mensch befinden kann und die ineinander übergehen können:

endokrin

toxisch

chronisch degenerativ

Der gesunde Mensch ist eine idealisierte Fiktion und kaum anzutreffen.
Besser wäre es, von einem mehr oder weniger gesunden Menschen zu sprechen.

Drei Strahlungsqualitäten seien angeführt (Abb. 20, 21, 22).

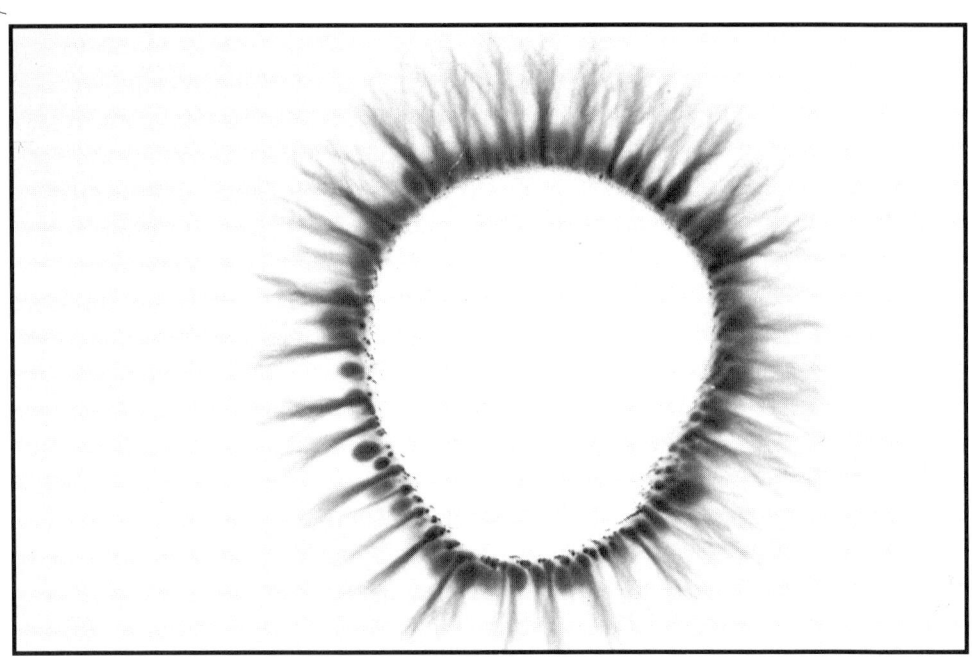

ABB. 20 Normaler energetischer Umfluß. Auflösungen des Wärmekranzes und Durchbrechungen der Biolumineszenzen deuten auf die endokrine Strahlungs-Qualität hin.

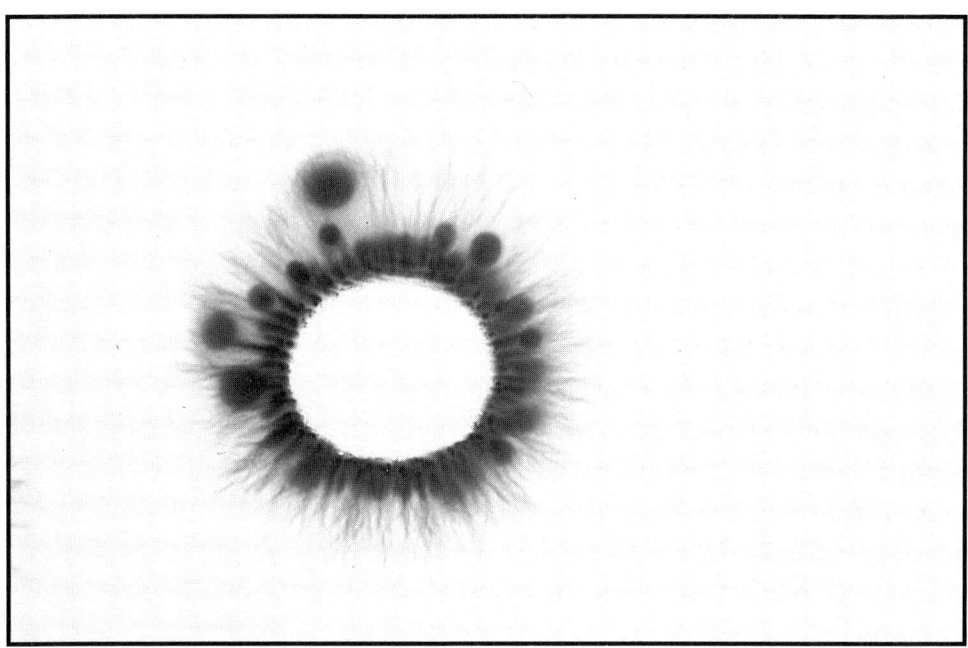

ABB. 21 Toxische (aggressive) Strahlungs-Qualität

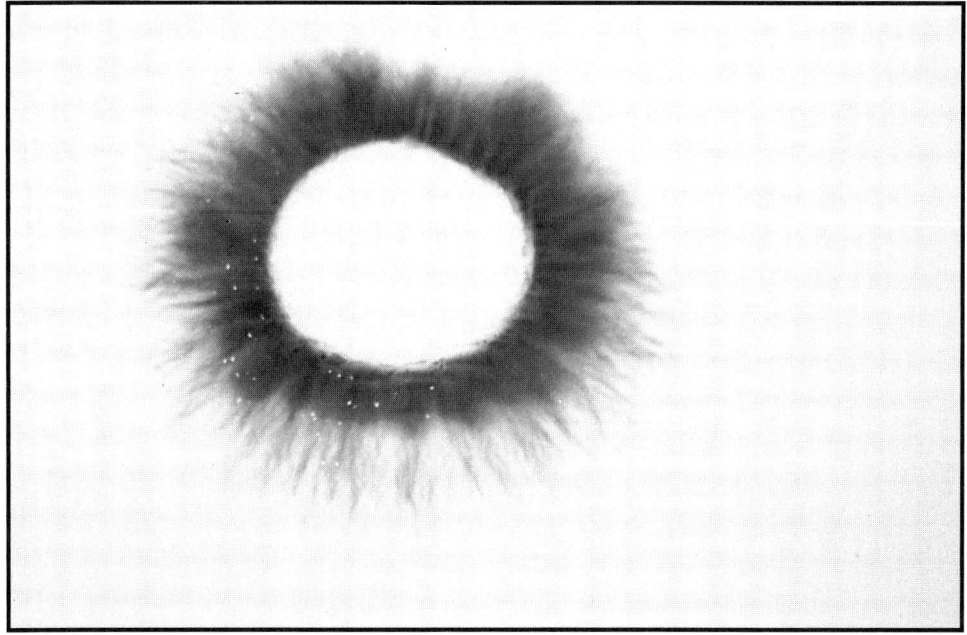

ABB. 22 Degenerative (chronische) Strahlungs-Qualität

Neben diesen Hauptqualitäten existiert noch eine Reihe von Sonderphänomenen, deren Besprechung aber zu weit führen würde.

Uns interessiert die topographische Darstellung der Zähne.

Aus der Elektroakupunktur nach Voll ist die Zuordnung der Zähne zum Lymphmeridian bekannt, jeweils seitenkonkordant (rechter Ober- und Unterkiefer auf dem rechten Lymphmeridian, links entsprechend). Am Daumen liegen die Meridiane der Lymphe

(radial) und der Lunge (ulnar). Mandel nennt es den Umfluß Lunge/Lymphe.

Durch die (anatomisch bedingte) größere Auflage der Lymphmeridian-Seite ist das Bild und damit die Aussage der Lymphe-Lunge-Umflüsse mehr Lymphe-orientiert. Die nebenstehende Grafik zeigt die sektorale Topographie dieses Umflusses.

Die von Mandel angegebene Interpretation habe ich um die sehr wichtige Kielbeinhöhle (direkter anatomischer Nachbar der Hypophyse) und das Kiefergelenk incl. Muskulatur erweitert.

Die Abb. 24 zeigt den linken Lymphe-Lunge-Umfluß einer 28 Jahre alten Patientin. Das Punktphänomen (Fachwort: Protuberanz) im Bereich des linken Oberkiefers spiegelt das (einzige) zahnärztliche Herdproblem wider: Nach dem Versuch einer Wurzelbehandlung nach akuter Pulpitis des Zahnes 26 traten Schmerzen auf; die darauf folgende viermalige (!) Resektion des Zahnes war ebenfalls wenig erfolgreich, so daß man sich zur Extraktion entschloß. Zum Zeitpunkt der Aufnahme wurde mit dem Reizstromtest eine chronische Ostitis (Restostitis) diagnostiziert, die wiederum, wie auch im Kirlian-Foto deutlich zu sehen, eine chronische Belastung der Kieferhöhle (dentogene Sinusitis) zeigt.

Fairerweise muß ich aber eine aufkommende (diagnostische) Euphorie sofort dämpfen! Nicht jeder avitale Zahn, nicht jede chronische Ostitis zeigt sich so ausgeprägt auf den Fotos. Das wäre auch zu schön und zu einfach. Richten Sie Ihr Augenmerk auf die früher erläuterten Resonanzketten. Der Zahn ist Bestandteil einer gesamten Kette und kann sich daher als Störfaktor auf die gesamte Kette projizieren oder sich zumindest am locus minoris resistentiae als energetisches Phänomen bemerkbar machen.

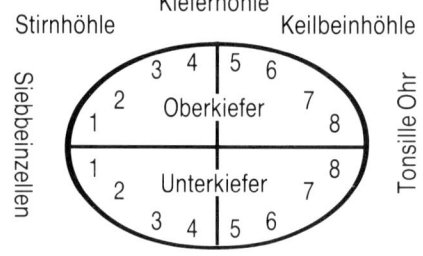

Bioenergetische Medizin

Kirlianfotografie

Stirnhöhle — Kieferhöhle — Keilbeinhöhle

Siebbeinzellen

Oberkiefer
3 4 5 6
2 7
1 8

Unterkiefer
1 8
2 7
3 4 5 6

Tonsille Ohr

Lymphatischer Rachenring

Umfluß Lymphe/Lunge rechts

* Für die linke Seite gilt spiegelbildlich das gleiche.

Wichtig :

In den Umfluß Lymphe/Lunge können sich sämtliche Organe innerhalb der Resonanzkette projizieren.

ABB. 23 Umfluß Lunge-Lymphe mit Lokalisation der Odontone

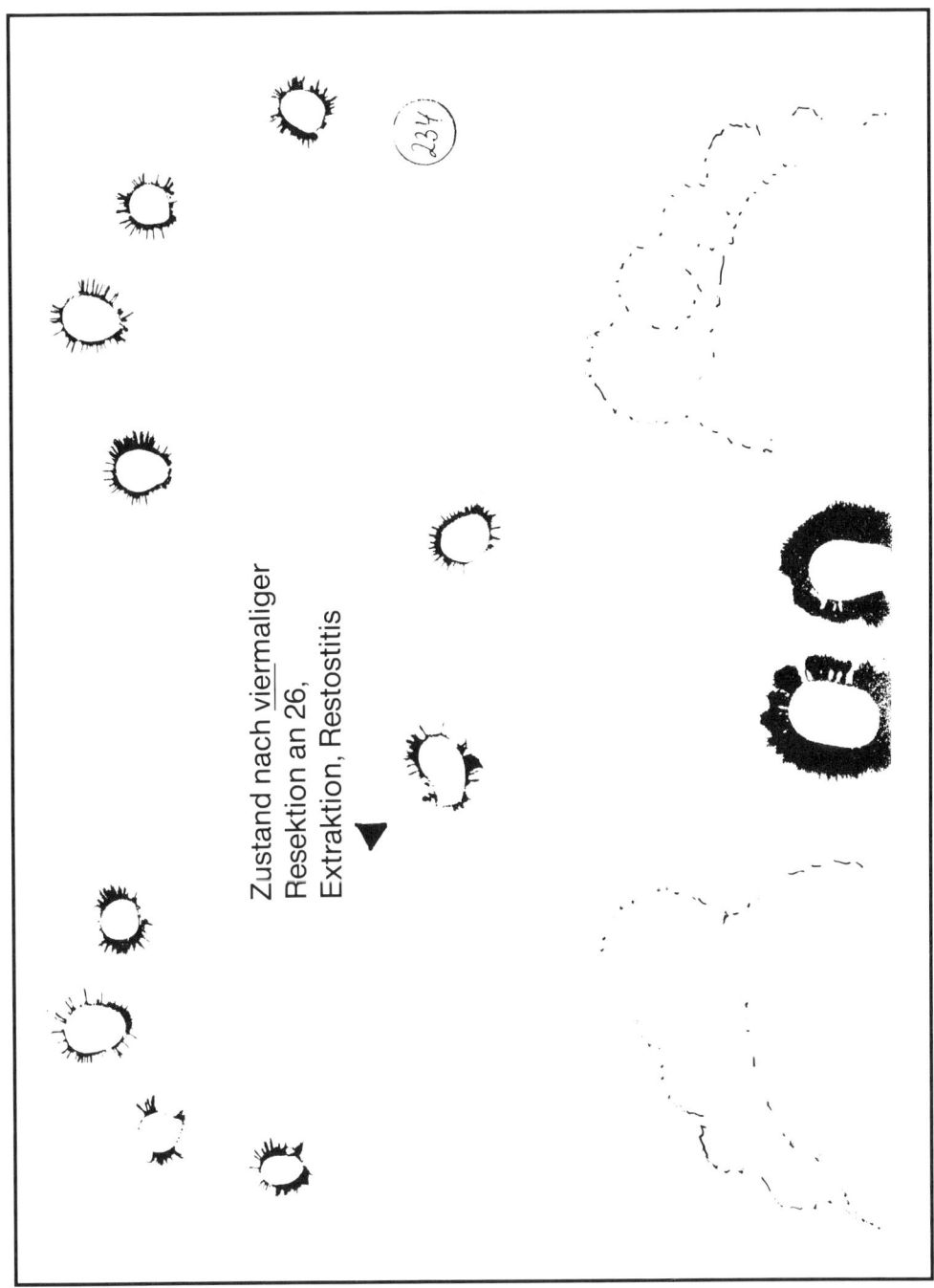

ABB. 24 Beispiel einer Patientin mit einer Störung im Umfluß Lunge-Lymphe links, regio 26 (s.Text)

Die folgende Grafik verdeutlicht das Auf-
tauchen des Zahnes 26 innerhalb einer
Resonanzkette.

Das macht das Lesen des Bildes zwar (uner-
freulich) kompliziert, aber Leben ist nicht
immer so einfach, wie wir es gerne hätten.
Eines läßt sich aber sagen: Zeigt sich ein
Zahn in seinem topographischen Gebiet, so
kann man von einer Rolle als Störfaktor
ausgehen.

Umgekehrt wird sich naturgemäß ein energetisch oder funktionell gestörtes Organ in
den Zahnsektor hineinprojizieren und
könnte bei oberflächlicher Betrachtung zu
Fehldiagnosen im Zahngebiet führen.

Als holistisches (ganzheitliches) Diagnosti-
kum ist die Kirlian-Fotografie für den Zahnarzt wichtig, da ein chronisch degenerati-
ver Zustand immer „Vorsicht" gebietet: Den
Patienten schonend behandeln, keine
Überforderung, nicht zuviel aufbürden —
sein Bindegewebe und eventuell sein
Immunsystem sind schon genügend belastet.

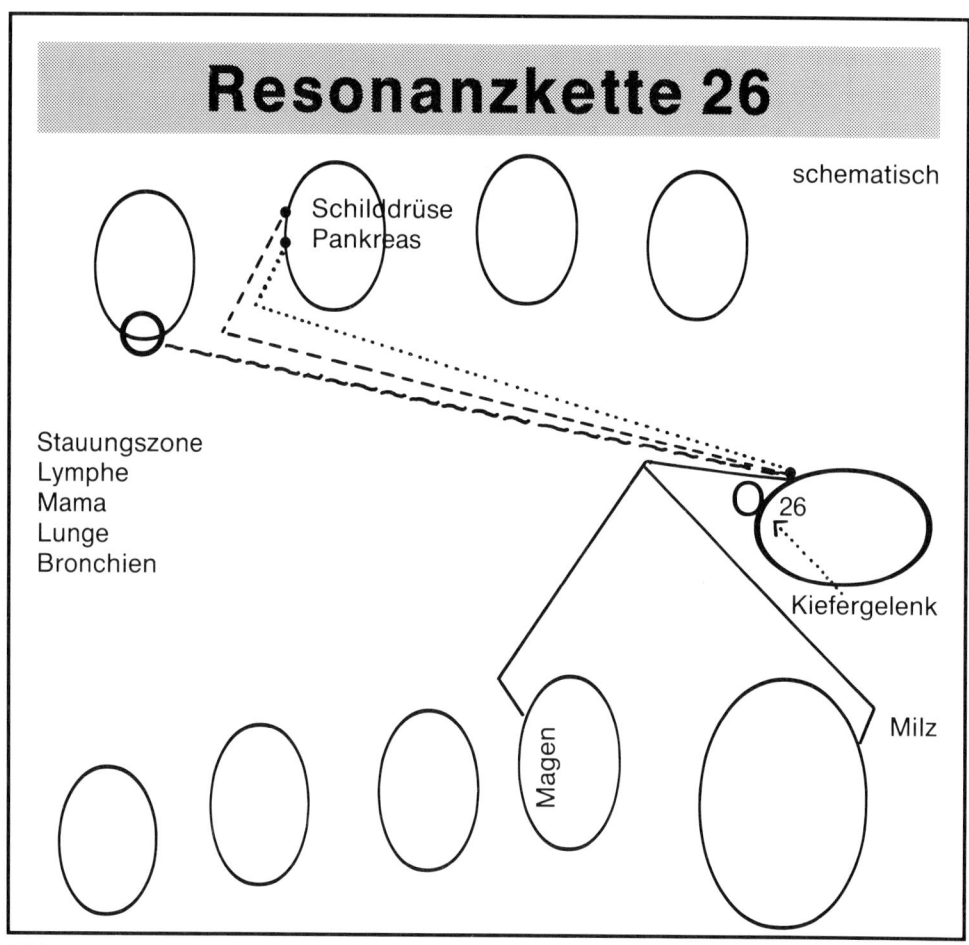

ABB. 25 Darstellung der Resonanz-Kette 26 im ETD

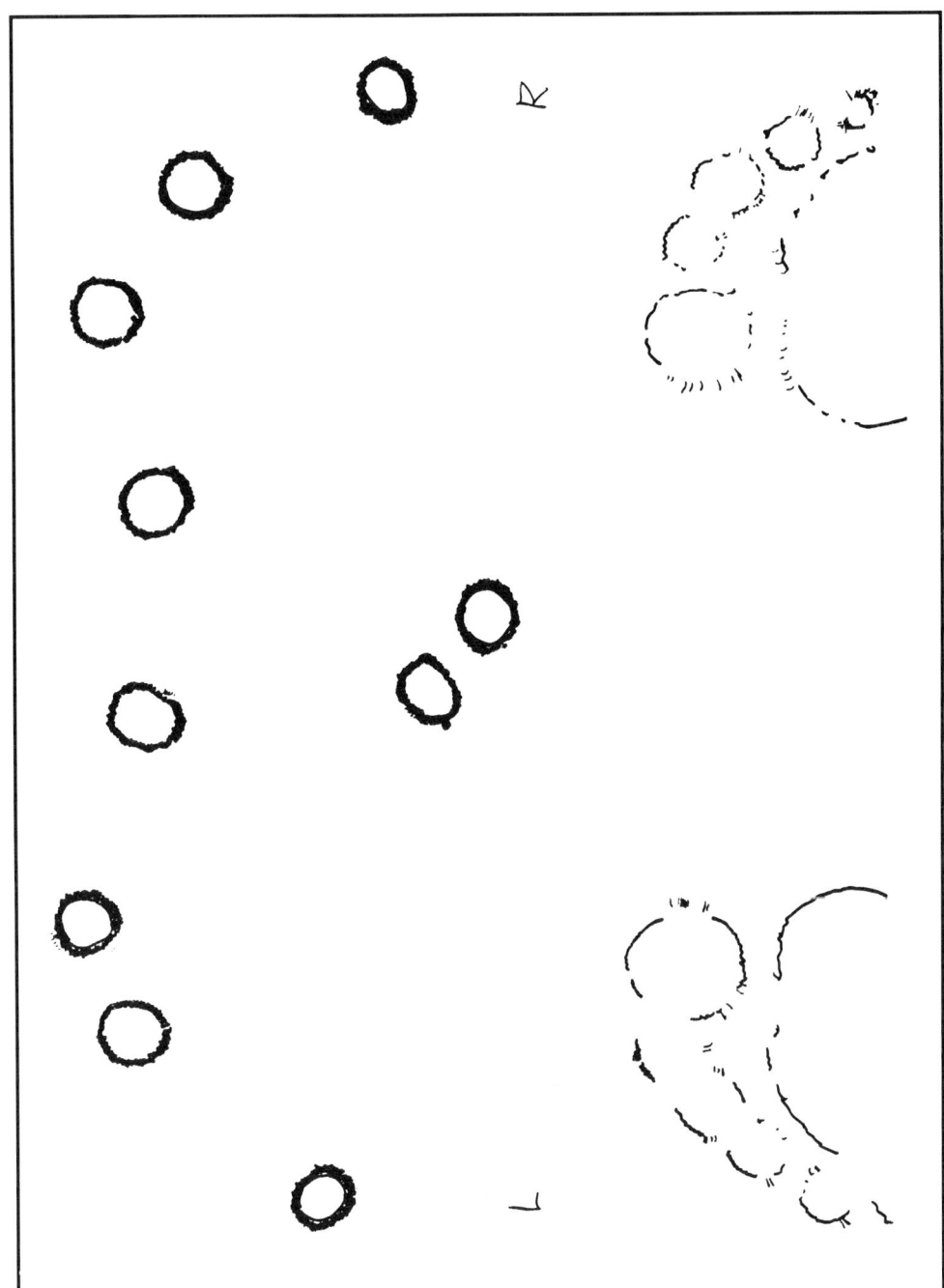

ABB. 26 Kirlian-Fotografie der Patientin von Abb. 10

Innerhalb des chronisch degenerativen Stadiums ist von der prognostischen Aussage eine Differenzierung notwendig. Die feinen vom Umfluß ausgehenden strahlenförmigen Gebilde werden Biolumineszenzen genannt. Sind sie noch oder teilweise vorhanden, bedeutet dies das Noch-Vorhandensein eines gewissen Quantums an Lebensenergie. Fehlen sie jedoch, ist die Prognose ungünstiger.

Das im Kapitel „Decoderdermografie" aufgezeigte Beispiel weist das Foto, Abb. 26, auf.
Es rundet die Decoderdermografie ab. Neben den mesenchymalen Blockaden (Starren) sind die energetischen Steuerungsqualitäten ebenfalls stark degenerativ verändert.

Müssen ETD und Decoderdermografie (DDG) immer identisch sein?
Keineswegs. Beide messen oder bilden etwas Unterschiedliches ab.

Das physikalische Weltbild Burkhard Heims leistet uns wieder Hilfestellung für das Verständnis: Der Decoder ist im Grunde ein somatisches Verfahren, wirkt und arbeitet aber innerhalb der Vierdimensionalität.

Die ETD zeigt Kollisionsphänomene zwischen dem angelegten Hochspannungsfeld und der verborgenen Koordinate x 5, also unserer Vitalsphäre. Mit Hilfe der von Mandel entwickelten Methode können wir diese entsprechenden Phänomene interpretieren.
Vergessen wir eines nicht: Die Biosphäre ist die Brücke zwischen Körper und Psyche.
Da die Vitalsphäre oder der Bios eine dem Körper übergeordnete Rolle spielt, sind degenerative „Zustandsformen" im Kirlian-Bild ernst zu nehmen. Dazu ein Vergleich mit dem so ans Herz gewachsenen Automobil: Störungen, „Defekte" beim Lenker kann ein Auto nicht kompensieren, während ein guter Fahrer in der Lage sein sollte, im gewissen Rahmen Defekte am Kfz auszugleichen und Reparaturschritte einzuleiten.

Abrundend können wir feststellen: Auch die ETD liefert dem ganzheitlich denkenden Zahnarzt Hinweise auf den energetischen Zustand des Menschen. Nach einer gewissen Einarbeitungszeit dürfte es ihm kaum schwerfallen, aus diesen Interpretationen die für sein Tun (und Lassen) notwendigen Folgerungen zu ziehen.

Elektroakupunktur –
Technik auf altem Wissen

Patienten mit einer Nadelphobie können aufatmen – es wird nicht gestochen. Basierend auf dem dreitausend Jahre alten Wissen der chinesischen Akupunktur wurde mit der Methode der Neuzeit, der Elektronik, von Dr. Voll und Mitarbeitern ein neuartiges diagnostisches System aus der Taufe gehoben.

Wie Perlenschnüre überziehen die sogenannten Akupunkturmeridiane mit ihren Akupunkturpunkten den Körper. Legt man an einen solchen Punkt einen Meßstrom von ca. 1 Volt, so ist der Widerstand im Zentrum dieses Punktes geringer als an seiner Peripherie und wesentlicher geringer als außerhalb des Punktes. Technisches Procedere: Ein sogenannter Elektroakupunkturtestgriffel wird mit seiner leitenden Spitze auf einen Punkt gesetzt, z.B. auf die rechte Hand, Daumennagelfalzpunkt Außenseite (= Punkt Lymphe 1). In die linke Hand bekommt der Patient eine Handelektrode, die er umfaßt. Je nach energetischem Zustand zeigt die Skala einen Meßwert an; entweder hoch oder tief. Da der Mensch Bezugsgrößen benötigt, schuf Dr. Voll danach den Normwert 50 als Mittelwert der Skalenenden 0 und 100. Normwerte in lebendigen Systemen sind immer etwas skeptisch zu betrachten, da jedes Individuum anders geprägt ist. Der Begriff Normbereich wäre im Grunde natürlicher; da es sich aber in der Praxis bewährt hat, belassen wir es einmal dabei.

Alle Werte unter 50 deuten auf einen erhöhten Widerstand im Bereich des Stromflusses hin, darüber liegende Werte lassen auf geringeren Widerstand schließen.

Die Tabelle auf Seite 110 zeigt eine entsprechende Übersicht, diesmal aber für eine aus der Voll'schen Elektroakupunktur hervorgegangenen Variante, der Bioelektronischen Funktionsdiagnostik, die, durch eine andere Elektrode bedingt, einen „Normwert" von 40 annimmt (Abb. 27).

Das Messen eines Zustandes allein bringt zwar eine gewisse diagnostische Befriedigung, am gedanklichen Horizont taucht aber unweigerlich die Frage nach dem „Und was tun?" auf.
Es ist eine Domäne der Elektroakupunktur (EAP), mit der Methode der Heilmittel- oder Medikamenten-Testung dem geübten EAP-Arzt/Zahnarzt die Möglichkeit der prospektiv-therapeutischen Testung in die Hand zu geben.

Wie geht das nun vor sich?
Nehmen wir an, der Patient kommt mit einer Halsentzündung in die Praxis. Gemäß der oben gegebenen Definition wird der Meßwert auf dem Lymphmeridian, auf dem die Mandeln liegen, erhöht sein. Gelingt es nun, mit einem oder mehreren homöopathischen Mitteln (Einzel- oder Komplexmittelhomöopathie; die Anwendung von Antibiotika sollte den wirklich lebensbedrohenden akuten Infektionen vorbehalten bleiben), die in den Meßkreis gegeben werden, diesen Wert in die Nähe des Normwertes zu bringen, so ist diese Heilmittelkombination offensichtlich für diesen Patienten die für

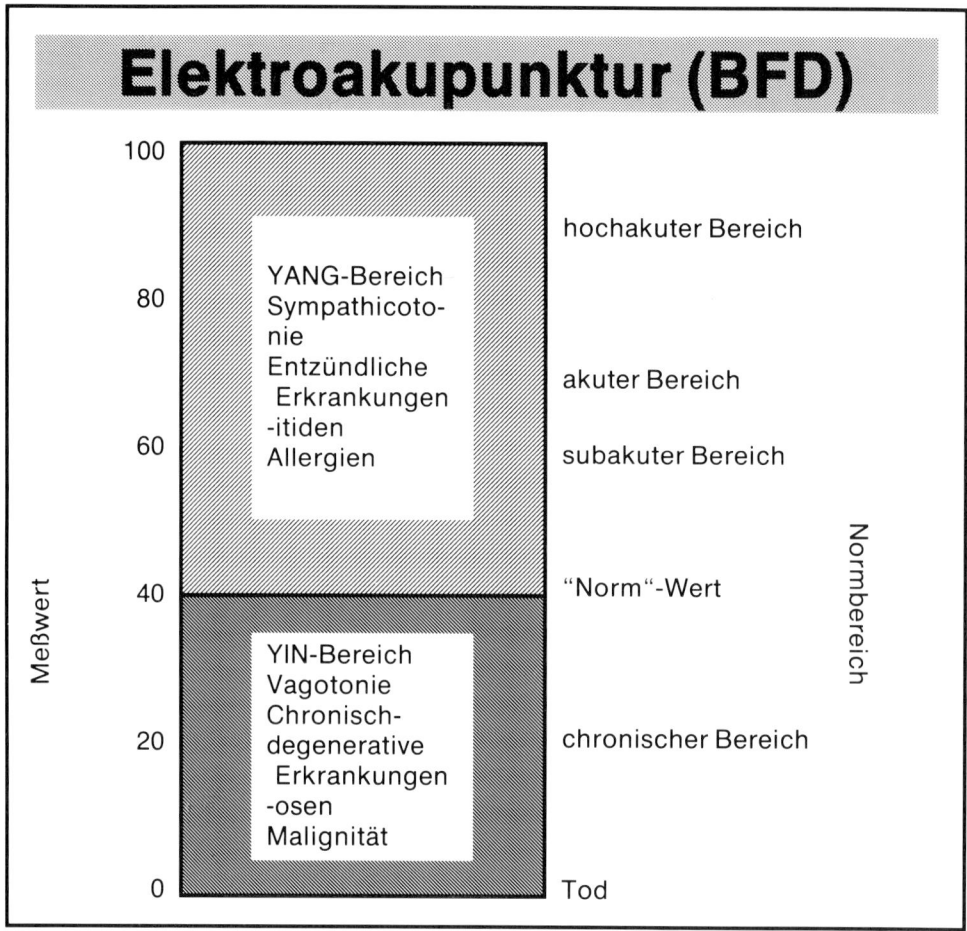

ABB. 27 Meßwert-Skala und energetische Zuordnungen in der BFD

seinen jetzigen Zustand notwendige und hilfreiche Therapie (s. Abb. 28).

Die vielen Erfolge und Spontanerfolge der EAP-Ärzte sprechen für sich.
Es versteht sich aus dem Gesagten, daß eine Therapie mit diesen Methoden immer eine höchst individuelle, also auf das jeweilige Individuum abgestimmte Behandlung ist und nicht als Pauschalverfahren angesehen werden kann. Was für den einen „paßt", ihm also hilft, muß für einen weiteren Menschen durchaus nicht ebenfalls „passen". Er

benötigt etwas gänzlich anderes, weil die Symptome zwar ähnlich sind, aber eine andere Entstehungsgeschichte haben.
Für diese Verfahren ist ein ungeheures Wissen und eine große Erfahrung notwendig, die tagtäglich erweitert werden muß. Und noch etwas außerordentlich Wichtiges kommt hinzu: der Faktor Zeit.

Die übliche Taktik: Was haben Sie? — Das werden wir bald hinkriegen! — Rezept in die Hand gedrückt — Auf Wiedersehen — Der Nächste bitte! ist unmöglich geworden. Ist

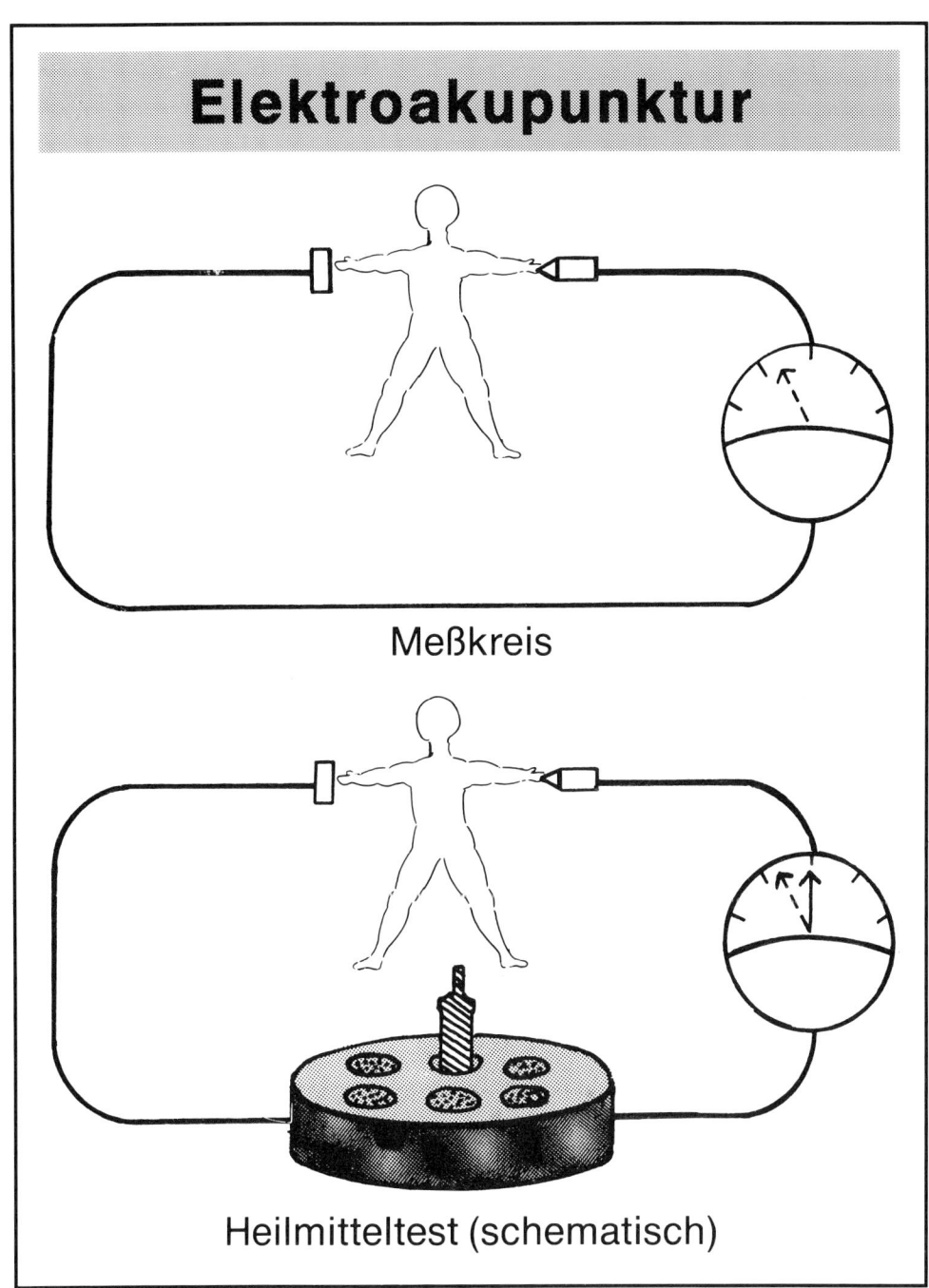

ABB. 28 Schematische Darstellung von Meßkreis und Heilmitteltest

es eventuell dieses Anderssein, dieser Zeitaufwand, dieses Wieder-Lernen-Müssen, das soviele Mediziner dieses Verfahren ablehnen läßt?

Vor allem ist es die Speerspitze dieser Vertreter, die medizinisch-naturwissenschaftlichen Ordinarien, die mit ihrer Unkenntnis (wie kann man etwas ablehnen, das man sich nicht erarbeitet hat und nicht kennt!) dieses empirische Verfahren in Verruf bringt, sie als unwissenschaftlich abqualifiziert und vielen Heilungssuchenden die oft bitter benötigte Unterstützung der Versicherungsträger verweigert. Die kommende Zeit wird gewiß diese Phalanx etwas aufbrechen und eine Symbiose, d.h. ein Nebeneinander-Existieren und -Akzeptieren beider großer Richtungen, der klassischen-naturwissenschaftlichen und der empirisch-naturheilkundlichen, bewirken.

Der emeritierte Prof. Schäfer aus Heidelberg ist einer dieser aufgeschlossenen Ärzte, die nach Brückenschlagen rufen. Die meistgestellte Frage — und ich gestehe, ich habe sie früher auch gestellt — ist: Wie kann denn ein Heilmittel durch das Glas der Ampulle hindurch eine so spontane Auswirkung auf den Patienten — und damit auf den Zeigerwert — haben? Ist das nicht Manipulation? Oder gar schwarze Magie?

In der drei- bis vierdimensionalen Physik herkömmlicher Prägung gibt es keine Erklärung für dieses Phänomen. Das ist der Hauptgrund für die Ablehnung des Heilmitteltests, wohingegen man gerade noch bereit wäre, die reine Messung der Punkte mit einem elektronischen Verfahren zu akzeptieren.

Welche Inkonsequenz! Würde man alles ablehnen, was funktioniert, aber nicht oder noch nicht physikalisch erklärbar ist, säßen wir abends noch immer beim Kerzenschein. Denn was das eigentliche Wesen des elektrischen Stromes ist — diese Erklärung ist uns die herkömmliche Physik noch immer schuldig geblieben.

Wissen wir denn überhaupt, was dieser flackernde Feuerschein des Kerzenlichts ist? Oder gar dieses geheimnisvolle „Element" Wasser, in dem sich zwei flüchtig gasförmige Elemente, Wasserstoff und Sauerstoff, zu etwas vollständig Neuem verbinden? Wir hören oft auf zu fragen, weil wir unbewußt die Unbeantwortbarkeit dieser Neugierde spüren. Aber wir benutzen diese Dinge in vielfältiger Weise, weil wir jeden Tag aufs Neue erleben, daß sie funktionieren.

Niemand wird den leisesten Zweifel an den Tag legen, wenn er den Stecker des Bügeleisens in die Steckdose steckt: Der Strom fließt, falls nicht gerade das Gerät defekt oder die Sicherung herausgesprungen ist. Können wir daher diese Forderung nicht auch für die erweiterte Elektroakupunktur, die Heilmitteltests, gelten lassen? Im physikalischen Weltbild Burkard Heims ist Platz für dieses Phänomen.

Es besteht eine direkte Einwirkung des Heilmittels auf die verborgene Koordinate x 5, die Biosphäre. Die Auswirkung ist jenseits des im Koordinatenfeld x 1 — x 4 vorhandenen thermischen Rauschens klar vom sechsdimensionalen Wesen Mensch feststellbar und über das Hilfsgerät der Elektroakupunktur meßbar. Nur so wird einigermaßen verständlich, warum das 3-D-Gebilde Glasampulle überhaupt nicht stört.

Oder einmal mit anderen Worten ausgedrückt: Das Schwingungsmuster der Heilmittel tritt in Resonanz mit den pathologischen Schwingungswerten der Biosphäre des betreffenden Organs/Systems o.ä. Gelingt die Normalisierung, dann drückt sich dies im Zum-Normwert-Gehen des Zeigers des Meßgerätes aus.

Verschiedene Elektroakupunktur-Verfahren:

Elektroakupunktur nach Voll (EAV)

In unermüdlichem Forscherdrang hat Dr. Voll bislang rund 900 verschiedene Punkte auf der Körperoberfläche gefunden, die mit bestimmten Organen/Zuständen korrelieren. An diesen Punkten wird gemessen (diagnostisch) und, falls notwendig, der Heilmitteltest im Hinblick auf eine vorgesehene Therapie durchgeführt. Zum anderen kann die Frage nach einer bestimmten Kausalität beantwortet werden: Bei einem Patienten mit einem avitalen oberen Eckzahn wurden Leberfunktionsstörungen festgestellt. Gelingt es, im Heilmitteltest mit Zahnnosoden die pathologischen Werte auf den Lebermeridianpunkten auszugleichen, kann von einer Zahnherdfernwirkung im Sinne einer Kausalität gesprochen und eine dementsprechende Behandlung eingleitet werden. Die Vielzahl der Punkte auf der gesamten Körperoberfläche macht jedoch des Messen schwer und ermüdet den testenden Arzt sehr schnell.

Bioelektronische Funktionsdiagnostik(BFD)

Aus der EAV entwickelte sich die BFD mit anderen Geräten und anderen Elektroden. Dr. Pflaum realisierte mittels eines Schriftschreibers die Möglichkeit der grafischen Dokumentation der gemessenen Werte. Abweichend von der EAV stellt man die Forderung nach der Regulationsfähigkeit des Menschen. So wird zur Prüfung dieser Frage analog zur Decodermessung eine doppelte Messung durchgeführt: Vor und nach einem Reiz. Das dokumentierte Bild hält dann die Reaktionsfähigkeit des Patienten fest, so daß eine Schwerpunktdiagnostik und -therapie durchgeführt werden kann (s. Abb.). Für spätere Kontrollmessungen kann diese Unterlage jederzeit wieder vergleichend herangezogen werden.

Es wird dabei hauptsächlich an Händen und Füßen gemessen (s. Abb. 29).

Diese Methode kann jedem Elektroakupunktur-Novizen wärmstens ans Herz gelegt werden, gibt sie uns doch die Möglichkeit der optischen Darstellung mit all ihren Vorteilen für Auswertung, Diagnose und Therapiegedanken. Der Heilmitteltest vollzieht sich wie bereits beschrieben.

Ein- bzw. Zweipunktverfahren

a) Elektroakupunktur nach Maschke (EAM)
Dr. Maschke war der erste, der die verwirrende Vielzahl der zu messenden Punkte in ihrer Tragweite erkannte und nach leichter gehbaren Wegen suchte. Die Vermaschung, d.h. das Ineinanderübergehen sämtlicher Meridiane, eröffnete das Tor zu einer neuen Idee: Als Umkehrung der bisher geübten Verfahren, am jeweiligen dem Organ zugeordneten Punkt zu messen und Heilmittel zu testen, müßte es möglich sein, die in Form von homöopathischen Organpräparaten dargestellten Organe an einem oder zwei Akupunkturpunkten durch Einbringung in den Meßkreis zu prüfen.

Das hört sich für einen Neuling verwirrend an. Lassen Sie es mich daher näher erklären: Kommt ein Patient mit dem Verdacht auf eine Pansinusitis in die Praxis, so wird herkömmlich an den Punkten für die Stirnhöhle, Kieferhöhle, Keilbeinhöhle, Siebbeinhöhle gemessen, ausgewertet und ggfs. die mögliche Therapie getestet. Bei der EAM werden nacheinander die Organ-

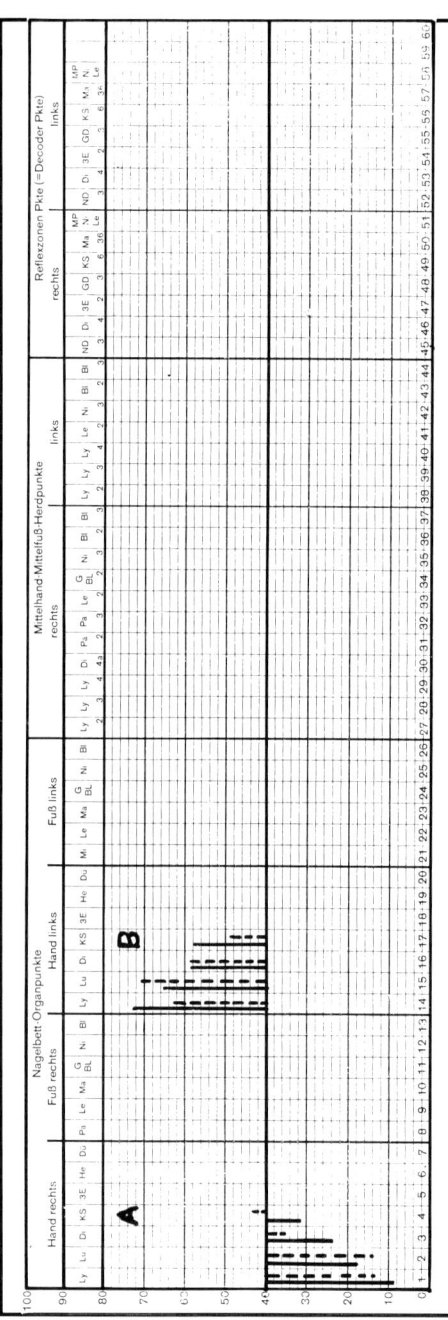

ABB. 29 BFD-Regulationsstatus nach Pflaum
(schematisch)

präparate (die jeweilige Potenz soll einmal ausgeklammert werden) Membrana sinuum paranasalium oder gezielt Membrana sinus maxillaris, sinus frontalis etc. in den Meßbereich gebracht und die Zeigerreaktion geprüft. Ein sogenannter Zeigerabfall besagt: Das Heilmittel stimmt noch nicht. Steht der Zeiger still, so ist das notwendige Heilmittel, d.h. das entsprechende Organpräparat, gefunden und damit auch zugleich der Zustand des Organs definiert. Die Meßpunkte sind Kreislauf 1 und Dickdarm 1 an der rechten Hand.

Ein ähnliches Verfahren betreibt Dr. Voll, mit folgendem Unterschied:

1. Meßpunkte sind Endokrinium 1 und Allergie 1

2. Dasjenige Heilmittel, das den Zeiger möglichst nahe an den Normwert 40 (BFD) heranbringt, ist für den Patienten geeignet.

b) Vegatest-Verfahren

Aus ähnlichen Motiven wie bei Dr. Maschke entwickelte Dr. Dr. Schimmel das Vegatest-Verfahren, das in seiner Konzeption einige revolutionäre Ideen enthält.
Die Erfahrung zeigt, daß Patienten mit chronisch degenerativen Stadien meist niedrige Elektroakupunkturwerte zeigen. Eine Aussage über Veränderungen durch ein in den Meßkreis eingebrachtes Heilmittel wird jedoch durch diese Tatsache erschwert. Die Auswirkungen sind oft kaum sichtbar.
Mittels eines sog. Testpunktreglers wird der am Akupunkturpunkt (Endokrinium 1, Allergie 1, Gelenkdegeneration 1, Bindegewebige Degeneration 1) gemessene Wert von beispielsweise 25 auf 100 aufgespreizt. Jedes Mittel, das eine Auswirkung auf den

Gesamtorganismus hat (vermaschtes System), bringt den Zeigerwert von 100 auf geringere Werte, im Grunde eine Ja-Nein-Aussage.

Bahnbrechend auf dem Gebiet der Elektroakupunktur-Verfahren sind die sog. Vortest-Testsätze, die uns bei Ansprache einen Hinweis auf das Vorliegen bestimmter globaler Noxen geben, z.B. geopathische Belastung, Amalgamintoxikation, Nahrungsmittelallergie, biologische Altersstufen, psychische Belastungen, Nosodenindikation und letztendlich Hinweise auf die Rezeptverträglichkeit und Effizienz der ausgetesteten Heilmittel.

Für uns Zahnärzte interessant: Inzwischen ist ein zahnärztlicher Vortest-Testsatz erhältlich, der Hinweise auf Kieferostitis, Kiefergelenkserkrankungen, Trigeminus-Belastungen, Vorliegen von oraler Mykose und vieles mehr liefert (s. Tab. 19).

Nach den allgemeinen Fragen müssen in einem zweiten Schritt die genaue Lokalisation und die erforderlichen Therapiemittel abgeklärt werden.

Der zahnärztliche Reizstromtest (RST)

Aus der klinischen Zahnmedizin kennen wir Röntgenbild und Vitalitätsprobe als Diagnosemittel für eine Herduntersuchung. Als junger Student/Assistent hat man diese Methode noch widerwillig angewandt, immer in der Überzeugung, es sei ohnehin alles „unwissenschaftlich", nicht bewiesen, wenig aussagefähig und helfe doch nicht. So werden auch heute noch viele „Herduntersuchungen" mit halbem Herzen durchgezogen, und das bedeutet halbe Erfolge. Erst mit Hilfe der Elektroakupunktur gelang es, eine neue Dimension zu gewinnen: Die

Zahnärztlicher Vortest-Testsatz

Ostitis comp. A	Hinweise auf kieferost. Prozesse jeglicher Art
Maxilla D4	
Mandibula D4	Hinweise auf Störungen
Articulatio temp.-mand. D4	in diesem Gebiet
Alveoli dentales D4	Hinweis auf Überlastungen einzelner Zähne
Membrana sin. max. D4	Chron. Veränderungen im Sin.maxillaris, Filterung über Zahnnosode: Bei Zeigerrückgang auf eingestellten Wert: Odontogene
Chron. Pulptitis D30	Ursache/Mitursache
Gangrän. Pulpa D30	Hinweis auf das Vorlie-
Wurzelbeh. Zahn D30	gen des jeweiligen pa-
Radikuläre Zyste D30	thologisch. Zustandes
Kieferostitis D30	
Zahnsäckchen D30	Retinierte Zähne / Weisheitszähne
Periodontitis D30	Hinweis auf parodontale Schädigungen.
Zahnfleisch-tasche D30	Filterung über Oxypangam(s.u.)und Rückgang auf Ausgangswert: Anärobier! = Sauerstoffmangel, Verstopfung der Transitstrecke Kapillare - Endorgan
Mycosis oris D30	Hinweis auf orale Pilzbelastungen
Anorg. und organ. Fluorverbundung D30	Hinweis auf ein Zuviel an Fluor! Wechsel auf biolog. Zahnpasten!
Silberamalgam D30 non-gamma-Amalg. D30	Hinweis auf Belastungen durch diese Materialien
Olivenöl, kaltgepreßt	Hinweis auf vorhandenes Energiedefizit, Kontraindikation für aufwendige zahnärztliche Sanierungen! (siehe auch Decoder oder ETD)
Oxypangam	Vitamin B15, Hinweis auf Sauerstoffdefizit (s.a.o.)

TABELLE 19 Dr. Dietrich Volkmer

Aussage über den energetischen Zustand des jeweiligen Odontons.

Der Wahrheit halber soll es deutlich herausgestellt werden: Anatomisch-pathologische Methoden sind geeignet zur Aussage über einen anatomisch-pathologischen Zustand (z. B. histologische Untersuchungen).
Energetische Untersuchungen treffen Aussagen über den energetischen Zustand des betreffenden Bereichs.
Diese beiden Zustände sind nicht immer kongruent: Ein energetisch gestörtes Odonton braucht noch keine anatomische Veränderung aufzuweisen, ebenso wie ein anatomisch veränderter Bereich nicht in allen Fällen energetisch störend wirkt — wir sagen, er ist energetisch stumm.

Diese Einschränkungen müssen leider akzeptiert werden. Der Reizstromtest ist eine Methode für den Elektroakupunktur-Arzt/Zahnarzt, um die im Kiefer vorhandenen Herde zu lokalisieren (die Übersichtsmethoden Decoder und ETD können schon Hinweise liefern).

Sämtliche Zähne liegen auf dem Lymphmeridian. Gibt man einen elektrischen Impuls auf ein zu prüfendes Odonton (Zahn, Leerkiefer), so wird sich der energetische Zustand auf dem Lymphmeridian ändern, der Zeiger auf der Skala ist in der Regel erhöht. Aus der Art, Anzahl und Potenz der anzukoppelnden Organpräparate lassen sich diagnostische und damit größtenteils therapeutisch-prognostische Rückschlüsse ziehen.

Ein von mir entworfenes Gedankenmodell möge Ihnen die Idee des Reizstromtestes etwas näher bringen. Zur Erläuterung: Die horizontalen Striche stellen das Ordnungsmuster im jeweiligen Odonton symbolisch

dar und zwar im Sinne einer Harmonie bzw. Disharmonie (Abb. 30).

Dieser Test ist nicht immer einfach, denn immerhin sind insgesamt bis zu 16 Odontone, d.h. eine Oberkiefer- und eine Unterkieferseite, auf dem jeweiligen Lymphpunkt angeordnet. Man benötigt eine relativ lange und intensive Einarbeitung und Erfahrung. Es sieht in den Kursen immer relativ einfach aus — ohne aber Desillusionen verbreiten zu wollen: ganz so leicht ist es nicht!

Elektroakupunktur — die Lösung der Probleme?

Es gibt Ärzte und Zahnärzte, die dem Irrglauben verfallen sind, alles sei meß- und testbar. Das ist ein grober Trugschluß!
Selbst wenn jetzt viele aus ihrem wonnigen Wolkenkuckucksheim rücklings auf den Boden (der Tatsachen) fallen, müssen diese Testverfahren auch kritisch betrachtet werden:

1. Die Großzahl der Testampullen (Homöopathika, Isopathika, Organpräparate, Nosoden, Biokatalysatoren, Mineralien, Spurenelemente, Vitamine etc.) erlaubt zwar Diagnosen in Bereichen, in denen die klassische Medizin mit ihren Methoden schon längst das Handtuch werfen mußte. Aber eines soll deutlich hervorgehoben werden: Elektroakupunktur ist ein subjektives Verfahren. Sie ist abhängig von der Erfahrung, aber noch viel mehr von der Intuition, von der Eingebung des Diagnostikers.
Fehlt also einem Arzt das jeweilige Präparat, kann er die Diagnose nicht stellen.
Zum anderen ist die Anzahl der Testampullen so groß, daß es eine wahre Kunst —

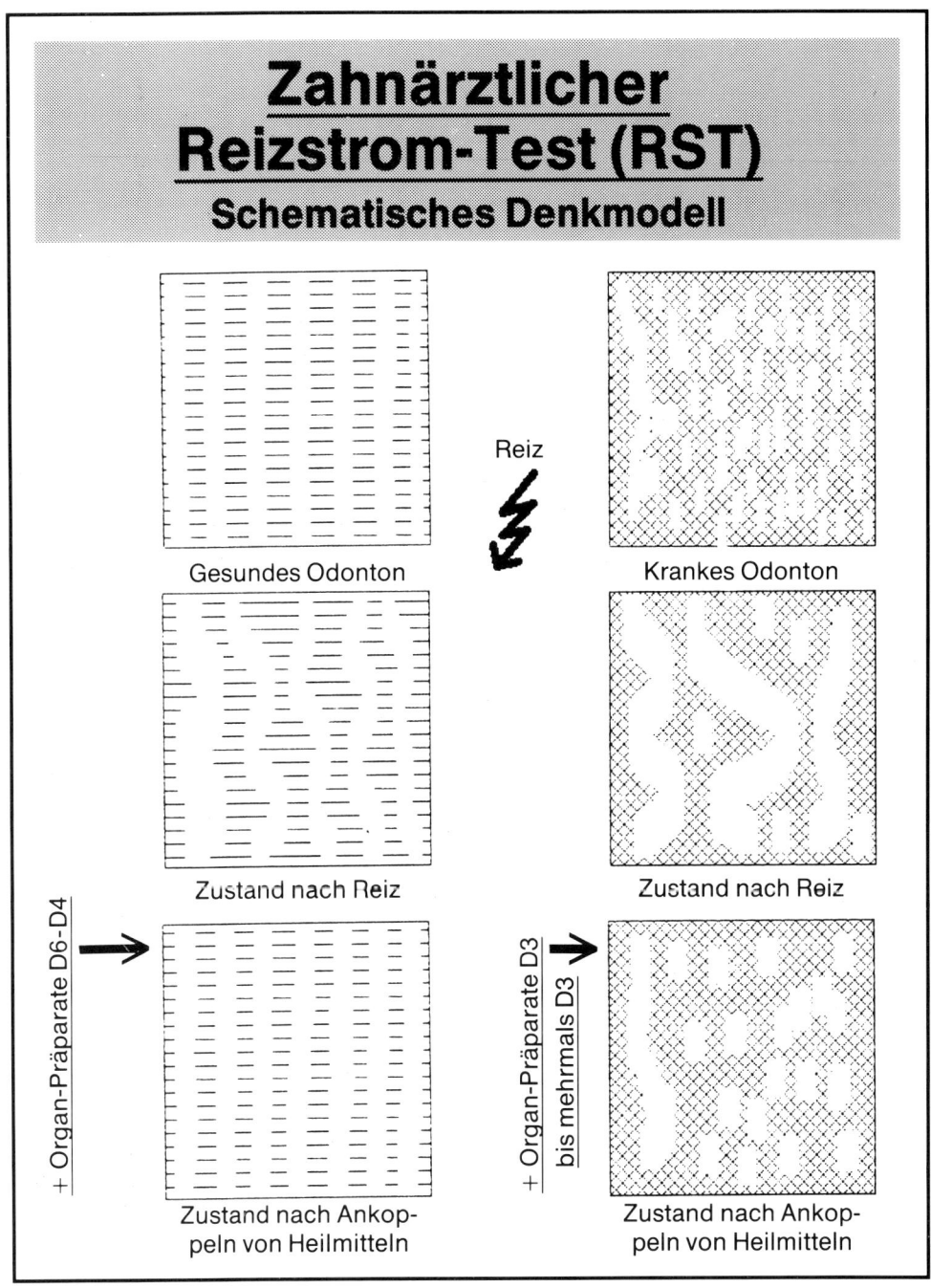

ABB. 30 Das Prinzip des zahnärztlichen Reizstrom-Tests als Denkmodell.

Heilkunst — ist, in die richtige Schublade zu greifen.

2. Das reine Messen am Akupunkturpunkt ist nach einer Einübungszeit relativ problemlos. Der Heilmitteltest geht darüber hinaus. Den Kritikern wird nunmehr das (wissenschaftliche) Wasser im Mund zusammenlaufen, aber das Austesten von Heilmitteln erfordert mehr:

a) Innere Einstellung auf den Patienten
b) Geistiges Abfragen unter Vorstellung des Heilmittels
c) Enorme Konzentration und Bewußtheit dessen, was man tut
d) Freimachen von allen falschen Vorstellungen und vom Wunschdenken.

Die Ein- und Zweipunktmeßverfahren sind schwieriger zu erlernen, ermüden aber nicht so stark als das Testen an den vielen diversen Punkten mit den dafür in Frage kommenden Mitteln.

Keineswegs gibt es nun *das* ideale Verfahren für jeden, sondern jeder einzelne Elektroakupunkturarzt sollte mit der Methode arbeiten, die auf seine Person zugeschnitten ist.

Für alle Kollegen, die im Besitze eines solchen Gerätes sind, es aber nicht benutzen wollen oder können, sei tröstlich vermerkt: Ärgern Sie sich nicht über Ihre Investitionsleiche. Vielleicht kommt irgendwann der Zeitpunkt, an dem Ihnen das vorher vergeblich Erstrebte leicht in den Schoß fällt. Zum anderen haben Sie mit Ihrer Ausgabe etwas zur Sicherung deutscher Arbeitsplätze getan.

Eigener Herd – Goldes wert?

Hocus, pocus, focus – so umriß einmal Dr. Thomsen provozierend – fragend – einleitend das Gebiet des Herdgeschehens auf einem Kursus.

Ist denn nun etwas dran an dieser Herdtheorie oder ist sie fragwürdig? Befürworter und Gegner stehen sich unversöhnlich gegenüber.

Wir wollen versuchen, mit dem uns erarbeiteten Wissen dieses Feld ein wenig zu beleuchten. Blicken wir in die Geschichte zurück, so hat der Erfolg, der nach der Extraktion von Zähnen an anderen Teilen des Körpers auftrat,eine große Anzahl von Zahnärzten/Ärzten euphorisch dazu verleitet, hinter jedem unerklärlichen Symptom einen Zahn oder (schlimmer noch) alle Zähne als Verursacher zu sehen. Das führte zu wahren Extraktionsorgien, auch Exodontismus genannt. Als die erhofften Erfolge ausblieben, kühlten sich die Gemüter wieder etwas ab. Leider war auch damit eine Methode in Verruf gekommen.

Was ist denn nun ein Herd? Bei Glaser/Türk „Herdgeschehen" finde ich folgende Definition:

„Der Herd ist diejenige krankhafte lokale Veränderung im weichen Bindegewebe mit noch nicht abbaufähigem Material, mit der sich die lokalen und allgemeinen Abwehrreaktionen in ständiger aktiver Auseinandersetzung befinden.
Erst mit dem Zusammenbruch der lokalen Abwehrschranke durch endogene oder exogene Faktoren beginnt die Fernwirkung des Fokus auf den Organismus und damit die allgemeine Herderkrankung."

Diese Erklärung bedeutet also das Vorhandensein eines nicht an diesen Platz gehörenden Gewebes/Fremdkörpers, mit dem sich der Körper in einem Dauer-Grabenkampf befindet.

Zum besseren Verständnis müssen wir diese Definition im Sinne des Heim'schen Weltbildes erweitern: Ein Herd ist eine

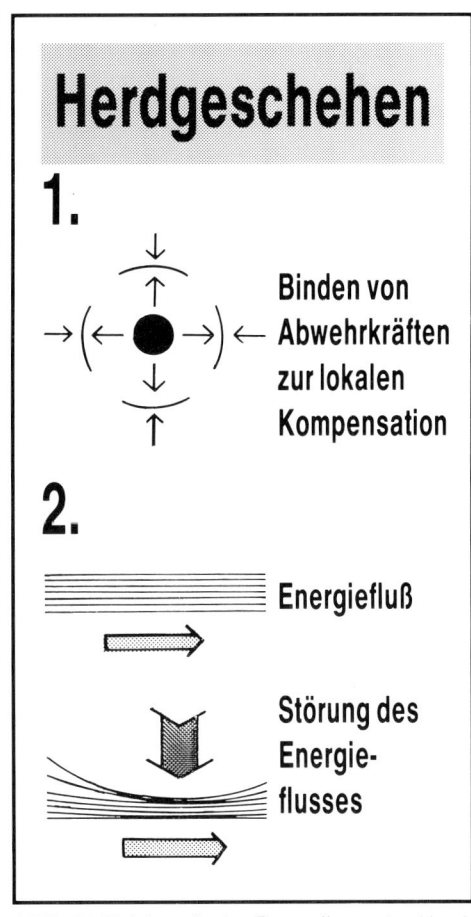

ABB. 31 Zeichnerische Darstellung der Herd-Wirkung

Zone, die mit ihrem energetischen Schwingungsverhalten im Sinne von·Resonanzstörungen die übrigen zu diesem Meridian gehörenden Organe belastet und auch über Querverbindungen/Kopplungen weitere, nicht direkt auf diesem Meridian liegende Organe dysenergetisch/dysfunktionell verändern kann.

Wenn ich Organe sage, so meine ich damit primär erst einmal nicht das anatomische Organ, sondern die Biosphäre dieses Organs, die die übergeordnete Steuerung versieht und sich mit der Vitalsphäre der restlichen Organe zu der Gesamtsphäre Mensch zusammensetzt. Ein Herd ist somit mit einem Damm vergleichbar, den man in einen bis dahin ruhig dahinfließenden Strom hineinbaut. An dieser Stelle wird die Strömung (analog: Fließen der Energie) gestört, es bilden sich Turbulenzen und Strudel, die mitgeführte Partikel und Gegenstände (analog: Toxine) sich ablagern lassen. Ein Anhäufen führt zu weiteren Veränderungen des Fließverhaltens an dieser Stelle (Versandung, Auswaschung der gegenüberliegenden Uferseite), im Körper gleichzusetzen mit Verstopfung der mesenchymalen Strukturen usw. Ein circulus vitiosus beginnt.
Die einfache Therapie wäre die Beseitigung dieses störenden Wehres (analog: Herd), um den Strom (analog: zirkulierende Energie) zum Fließen zu bringen.
Das ist das Konzept der Naturheilkunde: Durch Ernährungsberatung, Ausleitungsverfahren, Akupunktur, biophysikalische Methoden eine Regeneration in jeglicher Hinsicht anzustreben.

Ist nun jeder avitale oder verlagerte Zahn oder jede Restostitis ein Herd?
In keinem Fall! Der Körper hat bis zu einem gewissen Grad eine Selbstheilungstendenz und versucht, Schäden zu reparieren, abzugrenzen, abzukapseln.

Ein junger oder auch älterer Mensch mit einer gewissen Vitalität wird bestimmt diese Selbstheilungs- und Kompensationskapazitäten besitzen. Kommt es jedoch zu weiteren Belastungen (durch Krankheiten, Vergiftungen, Umweltbelastungen, Streß), kann diese Ausgleichskapazität überfordert werden und bricht zusammen. Dann können diese Herde ihre volle Wirkung entfalten.

Ein weiterer Aspekt ist zu beachten: Jeder „stumme" Herd erfordert Abwehrenergie des Körpers, d.h. er muß in Schach gehalten werden. Mit steigender Anzahl von Herden werden nach und nach neue Abwehrkräfte gebunden. Natürlich sind Herde nicht nur im Zahn-Kiefer-Gebiet zu finden.
Für Zahnärzte ist das Wissen um die anderen möglichen Herde nicht unwichtig:

1. Nasennebenhöhlenschleimhäute
2. Tonsillen
3. Gallenblase, Leber, Pankreas
4. Dünn- und Dickdarm, spez. Appendix-Bereich
5. Niere
6. Genitalbereich

Entscheidend ist die Frage nach dem dominanten Focus. Ist beispielsweise der Hauptherd im Bauchraum, wird die Extraktion eines belastenden Zahnes keinen entscheidenden therapeutischen Durchbruch bringen, sondern eventuell das Problem verschlimmern. Eine gründliche Herdsanierung im Zahn-Kiefer-Gebiet kann aber bei gleichzeitiger Behandlung des Hauptherdes eine große Entlastung bringen — das Abwehrsystem des Körpers kann dann gezielt den primären Focus abwehren.

Ich kann mich noch an zwei Patienten aus meiner Anfangszeit als niedergelassener Zahnarzt erinnern.

Kurz nacheinander kamen zwei neue Patienten in meine Praxis, beide leicht jenseits der fünfzig. Beiden gemein war die Unmenge von wurzelbehandelten Zähnen, größtenteils unvollständig abgefüllt. Eingedenk der Aussage von Prof. Thielemann „Ein Mensch über vierzig sollte nicht mehr als maximal drei tote Zähne im Mund haben" wagte ich — mehr hilflos und mit halbem Herzen — diese Patienten auf ihren beherdeten Gebißzustand hinzuweisen. Beide nahmen meine Aufklärungsversuche zur Kenntnis — mehr aber nicht. Zufällig erfuhr ich über Familienangehörige, daß diese zwei Patienten im selben Jahr verschieden — eine richtige Ursache wurde nie gefunden. Mir gab das zu denken.

Ein Jahr später stand mein erstes Elektro-Akupunkturgerät in der Wohnung, zur Freude von Familie und Verwandten, die als erste Übungsobjekte herhalten mußten. Ein weiteres Aha-Erlebnis war ein ca. 45-jähriger Patient aus Wien. Seine Symptome: Allgemeines Unwohlsein, Schlappheit — die Schulmedizin fand nichts. Der Zahnstatus würde Ihnen wahrscheinlich ein Kopfschütteln abringen: 15 (in Worten: fünfzehn) wurzelbehandelte Zähne, dazu noch 3 Restostitiden. Das Decoder-Dermogramm zeigte deutliche Herdzeichen in den Ableitungen 1 - 4.

Nach einigem Zögern — nachdem er rund 25 000,– DM in eine Gebißsanierung investiert hatte — wurden unter homöopathischer Schutztherapie eines Internisten sämtliche Herde von einem Kieferchirurgen aus dem Rhein-Main-Gebiet eliminiert.

Nach einem halben Jahr ergab die Nachkontrolle: Auf dem Soll-Konto 18 Herde (incl. 15 Zähne) weniger, dafür auf dem Haben-Konto der Wiedergewinn der alten Vitalität und Lebensfrische.

Das Kontroll-Decoderdiagramm als objektive Gegenkontrolle bestätigte: Sämtliche Herdzeichen waren verschwunden.

Wir müssen aber zugeben: Prophezeiungen oder prognostische Extrapolationen in die Zukunft sind schwer. Ich möchte sogar davor warnen. Tritt das vorausgesagte Ereignis, nämlich die Besserung nach Herdsanierung, nicht ein, wird die gesamte Methode unglaubwürdig. Auf der anderen Seite sind die eingetretenen Heilungen oft so verblüffend, daß es fast — gestatten Sie mir dieses Wort — wie ein Wunder anmutet.

Aus dem eingetretenen Erfolg können wir dann aus der Retrospektive Rückschlüsse auf die Interrelationen ziehen. Der abgedruckte Brief mag als einer der vielen Beispiele dienen (s. Seiten 122 + 123).

Solche eingetretenen kleinen Wunder, die aus einem Zusammenfinden von Arzt und Patient entstanden, sollten uns jedoch nicht hochmütig machen. Bedenken wir immer wieder, wie vielseitig das Wesen Mensch ist, das hilfebittend zu uns kommt, so können wir nur den Kräften in uns und im Patienten Dank sagen, die uns geholfen haben, ihm zu helfen.

Heilen ist nicht reparieren, auftanken, substituieren, sondern das Erwecken der religio im anderen: Nichts allein zu tun, sondern eingebunden zu sein in dieses Wunder der Schöpfung.

Erkennt der Mensch den Sinn seines Hier-Seins auf dieser Welt und das So-Sein, das ihn in dieses Leben stellte, so ist er einen gewaltigen Schritt zu seinem Heil-Sein, das etwas mit Heilig-Sein zu tun hat, gegangen.

Sehr geehrter Herr

im Anschluss an unser Gespräch am letzten Montag möchte ich Ihnen
noch einiges aus meinen Tagebuchnotizen mitteilen, damit Sie verstehen, warum mir das mit Ihrer Hilfe erzielte Ergebnis - nach
monatelanger erfolgloser Behandlung durch sechs Ärzte, vier davon
ambulant, zwei stationär - bis heute wie ein Wunder vorkommt.

Nach den beiden unglücklichen Hüftoperationen links (1. Op. 1983,
Keramikkopf, ohne Pfanne, was dann 1984 eine 2. Op. zum Pfannener-
satz notwendig machte) hatte ich immer wieder Schmerzen in WS und
den Beinen, die mit Procain Injektionen (Narben) und Quaddeln für
einige Wochen gemildert werden konnten.

Mitte Juni 1986 hatte ich - zum ersten Mal - morgens beim Aufstehen
einen bis dahin unbekannten, wahnsinnigen Schmerz, ziehend von der
LWS bis in den linken Fuss. Erst nach zwei Stunden auf der kochend-
heissen Wärmflasche und Lockerungsübungen liess dieser Schmerz nach,
und tagsüber war dann alles so 'normal', wie ich eben als Behinderte
seit vier Jahren leben muss.

Diese schlimmen Schmerzen - nur beim Aufstehen aus tiefem Schlaf,
nachts (Toi) und morgens - wiederholten sich dann jede Nacht, jeden
Morgen mit der gleichen Heftigkeit für ca. 2 Stunden (s. oben),
ohne dass sie auf irgendeine der vielen Behandlungen reagierten:
Massen von Medikamenten und Injektionen, darunter auch Cortison-Prä-
parate, alles mit langen, katastrophalen Nebenwirkungen, physikalische Therapie, Kältebehandlungen, etc. etc. etc., und immer wieder Beruhigungsmittel, Psychopharmaka, weil man mich wohl inzwischen
für eine Simulantin oder Hysterika hielt. Denn ausser der Nachtschwe-
ster hatte die Schmerzen ja niemand miterlebt, tagsüber in der Sprech-
stunde war ja 'nichts'. Aber keiner der Ärzte, weder ambulant,

                                                                .../2

Herrn

9. Mai 1987

noch während der drei Wochen stationärer Behandlung, konnte die
Ursache dafür finden. Auch 18 Elektroakupunktur-Behandlungen und
2 Somatogramme waren ohne jeden Erfolg. Schmerzen, Schmerzen,
Schmerzen, jeden Morgen, jede Nacht. Schliesslich wurde auch die
Herdsuche an Zähnen angesprochen. Und so kam ich Anfang Septem-
ber 1986 zu Ihnen.

Was mir an Ihrem Untersuchungsergebnis zuerst auffiel war, dass
alles, was Sie vermerkten, genau meine mir bekannten Schwachstellen
betraf: Herz, WS, Schulter. Nichts, zum Beispiel, von Magen, Nieren
oder Lunge, womit ich bis jetzt noch niemals Schwierigkeiten hatte.

Sie verordneten vier Operationen. Nach der ersten Operation (Ex 38,
Zs und GP,cP, Ex 36) begann eine leichte Besserung, die gemeine
Schärfe der Schmerzen liess nach. Als ich am 21.11.86, am Morgen
nach der 2. Operation aufstand (Ex 48 Zs, R.O.Rev 46), waren die
monatelangen, zermürbenden Schmerzen zum ersten Mal weg, total weg -
obwohl ich ja voll auf 'Erwartungshaltung' war, was mir von Ärzten
immer wieder als Grund für die Schmerzen angegeben wurde. Ich konnte
es nicht fassen, und dachte zuerst, es sei noch die Wirkung der
Betäubungsspritzen von der Operation am Tag zuvor. Aber die Schmerzen blieben aus - bis heute!

Und noch etwas hat sich seit der Behandlung geändert: Seit zehn
Jahren litt ich an Anfällen von'paroxysmaler Tachykardie/Intermittie-
render Tachyarrhytmia absoluta bei Vorhofflimmern', anfangs 3 - 4 mal
im Jahr, in den letzten Jahren 2 - 3 mal im Monat, d.h. 24 - 36 Stunden totale Arrhytmie. Auch hier fand kein Arzt die Ursache (mehrere stat. Aufenthalte). Schliesslich kümmerte sich keiner mehr darum,
denn die Anfälle liessen ja 1 - 2 Tage später von alleine nach, und
der Puls war wieder normal - bis zum nächsten Anfall....

Den letzten dieser Herzanfälle hatte ich vor fünf Monaten, am 15.
Dezember 1986!

Dies nochmals mit vielem herzlichen Dank und

mit freundlichen Grüssen

Angst vorm Zahnarzt – der stille Begleiter

Jeder Mensch ist anders; zum Glück, kann man nur sagen.

Stellen Sie sich einmal eine Welt oder einfach Ihre Umgebung vor, in der nur Menschen wie Sie existieren. Wäre das nicht langweilig? Sie kämen wahrscheinlich aus dem Gähnen nicht heraus.

Die Dynamik dieser Welt resultiert aus den Gegensätzen, aus den zwei Polen, die sich auftun. Die Spannung ist der eigentliche Motor der Entwicklung. Nur so ist der Satz von Heraklit verständlich, der da lautet: „Der Krieg ist der Vater aller Dinge." Unsere Zeit steckt so voller heuchlerischer Friedensliebe, daß sie diesen Satz einfach nicht verstehen will.

Welche Perversion des Denkens! Da gibt es doch Leute, die sich an das Rückfenster des Autos die Friedenstaube kleben, aber mit dem Nachbarn in Streit leben. Andere geben vor, den Frieden über alles zu lieben, sogar so sehr, daß sie für ihn auf die Straße gehen und für ihn kämpfen, immer nach dem Motto: Ihr anderen, fangt ihr mal gefälligst an.

Wer den Frieden wahrhaft liebt, fängt bei sich an, ihn vorzuleben.

Es würde zu weit führen, dieses Thema ausführlicher zu verfolgen.

Werfen Sie doch einmal einen Blick auf die Tabelle mit den beiden Gehirnhälften, in denen sich das Auffächern der Gegensätze in uns darstellt.

Solange es Mutige gibt, wird es in dieser Welt immer Ängstliche geben. Bestünde die Bevölkerung nur aus Mutigen — an wem

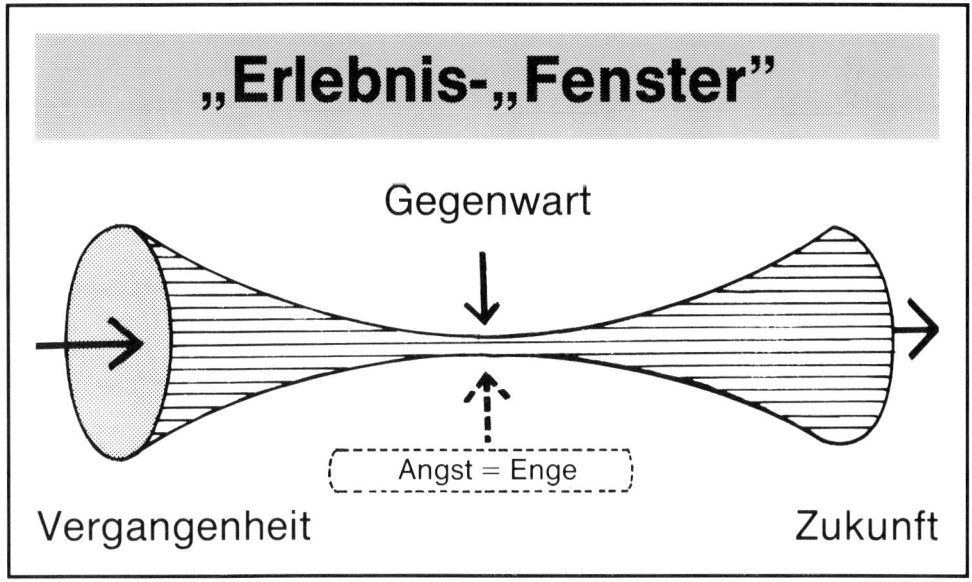

ABB. 32 Angst als Resultante von Vergangenheit und/oder Zukunft im Erlebnis-Fenster Gegenwart

sollten sie ihren Mut beweisen? Wahrscheinlich hätten sie sich schon längst gegenseitig vom Erdboden vertilgt.

Nicht anders wäre es bei Nur-Ängstlichen — die wären vor lauter Angst schon ausgestorben. So braucht der Mutige den Ängstlichen und der Ängstliche den Mutigen, zusammen machen sie die Welt rund.

Angst vor dem Zahnarzt ist Angst vor dem Schmerz. Das kann soweit gehen, daß die Angst vor dem Schmerz (durch den Zahnarzt) den Patienten soweit führt, irgendwann gezwungenermaßen vor Schmerzen den Zahnarzt aufsuchen zu müssen.

Wie kann man diesen Menschen helfen? Betrachten wir einmal das Thema Angst. Angst kommt vom lateinischen Wort „angustus", das „eng" bedeutet. Das Schaubild vermag es zu illustrieren (Abb. 32).
In der Angst werden bestimmte oder diffuse Erlebnisse aus der Vergangenheit oder Vorstellungen/Ahnungen aus der Zukunft wie mit einem Lasso-Effekt in das Erlebnis-Fenster Gegenwart projiziert. Diese Gefühle engen nun den ganzen Menschen in seiner Sichtweise und Erlebnisfähigkeit ein, das Fenster verengt sich und damit indirekt auch der „Horizont". Angst kreiert Fiktionen aus Vergangenheit und Zukunft die die Gegenwart.

Ein derart eingestellter Mensch eignet sich wenig zu einer verständnisvollen Kooperation, er schwächt sich selbst und — das muß einmal deutlich herausgestellt werden — ebenfalls den behandelnden Zahnarzt. Dieser muß zwingend mehr Energie aufbringen, um die aufgerichteten Barrieren zu überwinden. Das ist häufig der Grund, weshalb man sich als Zahnarzt abends so richtig ausgelaugt fühlt.
Der Einsatz der BACH-Mittel und der Homöopathie vermag Abhilfe zu schaffen.

Dr. Bach, ein englischer Arzt, war von den Hahnemannschen Ideen angetan und bereitete nach einem bestimmten Verfahren die Blüten von 38 Pflanzen auf. Diese Mittel sind nun keineswegs dämpfende Psychopharmaka — das schlimmste, was man unter normalen Umständen einem Menschen antun kann —, sondern lassen den Patienten seine eigenen Fehler und Schwächen besser erkennen oder, um beim Bild des Erlebnisfensters zu bleiben: Sie helfen, die enge Sichtweise zu überwinden.
Gegenüber den einfallslosen Hilfs-Mitteln der Psychopharmazie erweisen sich die BACH-Blütenmittel als wahre Heil-Mittel.

Die folgende Tabelle gibt Ihnen einen kleinen Überblick (Tab. 20).

Für unsere Zwecke geeignet sind Aspen und Mimulus, die man den ängstlichen Patienten vorher einnehmen läßt (ca. 2-3 Tropfen unter der Zunge zergehen lassen). Noch ein Geheimtip für Tropfen-Gourmets: BACH-Mittel unterscheiden sich wohltuend von üblicher Homöopathie, denn sie sind auf Cognac-Basis hergestellt. Aus dem BACH-Blütenmittel-Satz sollten die Rescue-Remedy-Tropfen (zu deutsch: Notfall-Tropfen) in keiner Praxis fehlen. Sie sind eine Mischung aus insgesamt fünf Essenzen und eignen sich bei Kollaps und sonstigen Zwischenfällen hervorragend. Einfach unter die Zunge träufeln oder in die Schläfe einreiben.
Die Rescue-Remedy-Salbe ist ein bewährtes Mittel bei Verletzungen und Verbrennungen.
Dem aufgeschlossenen Zahnarzt sei die Beschäftigung mit den BACH-Mitteln ans Herz gelegt.
Er wird in ihnen einen wahren therapeutischen Schatz entdecken.

ANGST

Homöopathie

A. „Rote" Angst : Roter Kopf ; warme feuchte Hände ; warme Hände ; aufgeregt
Hauptmittel : Belladonna, Aurum, Arnica

B. „Blasse" Angst : Fahlweißes Gesicht ; blasse Nase ; kalter Schweiß ; Augenringe
Hauptmittel : Veratrum album, Arsenicum album, Argentum nitricum

Calcium carbonicum	Angst, allein gelassen zu werden
Phosphor	Angst vor Gewitter
Aconit	Angst, Ärger, Unruhe
Phosphor	Angst vor seelischen und körperlichen Belastungen
Argentum nitricum	Angst vor Zahnarzt, vor Prüfungen
Veratrum album	Angst mit Kollaps
Aurum, Arnica	Angst mit Herzklopfen

Blütenmittel nach Dr. Bach

Nr.02 Aspen (Zitterpappel) Unerklärliche, vage Ängstlichkeiten, Vorahnungen, ge-
heime Furcht vor irgendeinem drohenden Unheil

Nr.06 Cherry Plum (Kirschpflaume) Angst davor, innerlich loszulassen ; Angst, den
Verstand zu verlieren ; Angst vor seelischen Kurzschlußhandlungen ; wilde
(nachher bereute) Temperamentausbrüche

Nr.20 Mimulus (Gefleckte Gauklerblume) Spezifische Ängste, die man benennen
kann ; Furchtsamkeit ; Angst vor dem anderen ; Angst vor der Welt

Nr.25 Red chestnut (Rote Kastanie) Übertriebene Sorge und Angst um andere ;
Angst, dem anderen könnte etwas zustoßen

Nr.26 Rock Rose (Gelbes Sonnenröschen) Äußerst akute Angstzustände ; panikar-
tig einschießende Angst

TABELLE 20

Diesseits und jenseits der Molaren — eine Synthese

Sollte bei Ihnen, verehrte Leserin, verehrter Leser, nach dem Studium des Buches der Eindruck entstanden sein, es gäbe für alles ein homöopathisches oder sonstiges Heilmittel, so fühle ich mich ein wenig mißverstanden.

Unsere Ausbildung ist im wahrsten Sinn des Wortes ein-seitig, und jeder ist nun einmal ein mehr oder weniger getreues Abbild seines Erziehers.

Mein Anliegen ist das Aufspreizen und Erweitern dieses engen Skalenfeldes (Diesseits der Molaren!), das trotz seiner Schmalheit erstaunlich viele Einzelaspekte enthält. Die Überbetonung dieses schmalen Skalen-Bandes, dieses metrischen Denkens — nur was wieg- und meßbar ist, zählt, also die Welt der Statistik — fordert geradezu den Gegenpol des Menschlich-Umfassenden heraus. Vor lauter Spezialistentum droht sonst der ganze Mensch hinter kariösen Defekten, mangelndem Randschluß, parodontalen Taschen, Keramik-Kauflächen und Kiefergelenk-Knacken zu entschwinden.

Der in meinen Ausführungen so häufig erwähnte und akzentuierte Gegenpol ist keineswegs das allein anzustrebende Ziel. Die Wahrheit liegt wie immer in diesem so schwer beschreibbaren und schon gar nicht meßbaren Bereich —

in der Mitte.

Setzen wir uns doch einmal von unserem oft statischen Standpunkt aus in Bewegung, um uns dieser Mitte ein paar Schritte zu nähern.

Denn erst „Diesseits *und* Jenseits (der Molaren)" *zusammen* ergeben den gesamten Menschen, dessen Gebißsystem eingebunden ist in sein So-Sein als ganzheitliches Wesen.

Tips für die Praxis

Bei den angegebenen Tips handelt es sich um einige wenige Hinweise, die einem aufgeschlossenen Kollegen (natürlich auch einer Kollegin) die ersten Schritte in die biologische Zahnheilkunde erleichtern sollen. Sie ersetzen auf Dauer keine Seminare oder Kurse auf diesem Gebiet.

1. Pulpa-Prophylaxe (Schutz der vitalen Pulpa) nach Präparation, vor Eingliederung etc.
   a) Pulpa dentis suis Heel (Ampullen) vestibulär injizieren

   b) Traumeel Tabletten Heel
   Sonderanfertigung Dentin Complex Tabletten Staufen-Pharma.
   Je eine Tablette zerstoßen und pulverisieren, und mit Calxyl und physiologischer Kochsalz-Lösung zu einem Brei vermischen. Damit den präparierten Zahn touchieren.

2. Parodontal-Begleittherapie
   a) Entzündliche Parodontal-Erkrankungen
   Periodontium/Silicea comp. Wala (Ampullen) vestibulär injizieren.

   b) Chronische Parodontal-Erkrankungen, Nachbehandlungen
   Periodontium/Stannum comp. Wala (Ampullen)
   Mesenchym/Calcium carb. comp. Wala (Ampullen)
   Beide Mittel zusammen aufziehen und vestibulär injizieren.

3. Kiefergelenks-Erkrankungen (Begleittherapie)
   a) Akute Kiefergelenks-Beschwerden
   Articulatio temporo-mandibularis D 20 Wala (Ampullen)
   Intramuskulär oder im Tuberbereich injizieren.

   b) Chronische Kiefergelenks-Veränderungen
   Articulatio temporo-mandibularis D 3 Wala (Ampullen), injizieren
   Metaossyl Tropfen Fackler, 2 x tägl. 10 Tropfen

   Für die gestörten Meridiane:
   Magen: Argentum nitricum similiaplex Pascoe, 2 x tägl. 10 Tr.
   Endokrinium: Glandula cps. Truw (TRUW 111), tägl. 1 Tabl.
   Gallenblase: Lycopodium similiaplex Pascoe, 2 x tägl. 10 Tr.

4. Kieferchirurgische Begleittherapie
   a) Odonton-Complex Trpfen Vogel & Weber oder
   Oss-regen Tropfen Pekana oder
   Phantomdetector Tropfen Gerner Pharma
   Ab 3 Tage vor dem Eingriff 3 x täglich 10 Tropfen bis 7 Tage nach dem Eingriff.

   b) Bei komplizierteren Fällen, z.B. einer chronischen Kieferostitis im unteren Weisheitszahngebiet

wie a)
+ Mandibula D 3 Wala (Ampullen)
+ Kieferostitis D 10 Staufen Pharma (Ampullen)
+ Mesenchym/Calcium carb. comp. Wala (Ampullen)
+ Vitamin C Injeel Heel (Ampullen)
+ Zincum metallicum D 10 Staufen Pharma (Ampullen)

Ab 14 Tage vor dem Eingriff 2 x wöchentlich injizieren. Direkt nach dem Eingriff und dann noch ca. 14 Tage weiter 2 x wöchentlich injizieren.

Wichtig bei sämtlichen Operationen:
Ausreichende Mineral-Zufuhr, um dem Körper genügend „Material" zur Knochen-Regeneration zu geben.
z.B. Calcium komplex Fa. elha, 2 x tägl. 1 Tablette
oder Aktinoplex 1 (Calc. fluoratum D3, D6, D12) Galmeda, 2 x tägl. 1 Tablette
(Zahn-Herde-belastete Patienten haben meistens einen gestörten Calcium-Haushalt).

5. Ausleitung bei Amalgam-Belastung

Silberamalgam D 10 Staufen Pharma Globuli (Milchzuckerkügelchen), 2 x wöchentlich 10 Globuli
Derivatio Tabletten Pflüger, 2 x tägl. 1 Tabl. oder
Antitox Tropfen Phönix, 2 x tägl. 10 Tropfen
Cefasel Tropfen Cefak, tägl. 10 Tropfen

Diese Therapie sollte bis ca. 4 Wochen nach dem Entfernen der letzten Amalgam-Füllung durchgeführt werden.
Sollte dann noch eine Restbelastung festgestellt werden, genügt Silberamalgam D 30 Staufen Pharma Globuli, 4 Wochen lang 1 x wöchentlich 10 Globuli

6. Biologische Mundwässer

Vulpur Pekana
Calendula Essenz Weleda
Calendula Essenz, Arnica Essenz, Echinacea Essenz, Neem Essenz, Salvia Esenz, alle Fa. Wala
Lacuprin Galmeda
Regena Fluid Regena

7. Lymphsalben zur Lymphdrainage

Vom Kieferwinkel beidseits am Musculus sternocleidomastoideus nach unten einmassieren.

Lymphdiaral-Salbe Pascoe
Unguentum lymphaticum PGM
Itires Salbe Pekana
Hewederm Salbe Hevert

8. Karies-Prophylaxe/für Kinder im Wachstumsalter
(zum Thema Ernährung siehe in der einschlägigen Fach-Literatur sowie in meiner Schrift „Selbstmord mit Messer und Gabel".

Dieses Buch ist im Buchhandel nicht erhältlich, bei Überweisung von DM 10,– + DM 2,50 (Porto/Verpackung) auf mein Postscheck-Kto. 28 63 36-601 Frankfurt erhalten Sie es zugeschickt).

Calcivitan similiaplex Pascoe, 1- 2 Drag. tägl.
Aktinoplex 1 Galmeda, 1- 2 Tabl. tägl.

9. Für Besitzer eines Mora-Gerätes und/oder einer Farb-Lampe

Postoperative Therapie
a) Basistherapie (Eingang Hand Op.-Seite)
   4 Einheiten 7/3 sec., H + Dquer, TP 100, H 1,5, Dquer 10

4 Einheiten 7/3 sec., H+Dquer, TP
250, H 1,5, Dquer 10
8 Einheiten 7/3 sec., H+Dquer, HP
5000, H 1,2, Dquer 5

b) Lymph-Therapie (Eingang Rolle Op.-
Gebiet, Ausgang Hand)
ca. 2 min. Dauer, TP 1000, H 1,5, Dquer
10

c) Farb-Therapie (Farbe in Eingang, Rolle
Ausgang, Op.-Gebiet berollen, Farbe
BLAU wirkt entzündungshemmend
und alkalisierend)
ca. 2 min. Dauer, ohne Filter, A 10, Ver-
stärkung 7, Leuchtdichte 70

NEUE WEGE ZUR GESUNDHEIT

Bücher aus dem ENERGETIK-VERLAG

Die Akupunkt-Impuls-Therapie

Peter Mandel, ca. 200 Seiten, rd. 300 Abb., Energ. Therapien mit piezo-elektrischen Impulsen für alle energetisch denkenden und handelnden Therapeuten

DM **58,00**

Jenseits der Molaren

Zahnmedizin oder Zahn-Heil-Kunde
Dr. Dietrich Volkmer, ca. 150 Seiten, rd. 50 Abb. + Tabellen

DM **38,00**

Dr. med. dent. Dietrich Volkmer zeigt anschaulich, was Zahn-Heil-Kunde sein könnte, wenn die von den Zähnen ausgehenden Informationen richtig interpretiert und in einen energetischen Kontext gestellt würden.

PSI-Phänomene

Eine neue Dimension in der Selbsterfahrung
Dr. Elmar Gruber, ca. 160 Seiten, über 100 Abb.

DM **29,50**

Ein Buch, das nicht nur über den aktuellen Stand der PSI-Forschung Aufschluß gibt, sondern vor allem das Thema PSI aus der Grauzone des Mystischen herausholt, um die Bedeutung unerklärbarer Phänomene als eine neue Dimension in der Selbsterfahrung begreifen zu lernen.

Praktisches Handbuch der Farbpunktur

Peter Mandel, 286 Seiten, ca. 300 meist farb. Abbildungen - unentbehrlich zur Ausübung der Methode

DM **98,00**

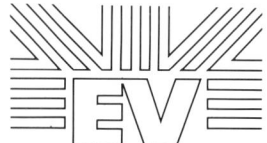

Erhältlich im Buchhandel oder direkt bei:

Energetik-Verlag, Hildastraße 8, 7520 Bruchsal, Tel. 07251/84344

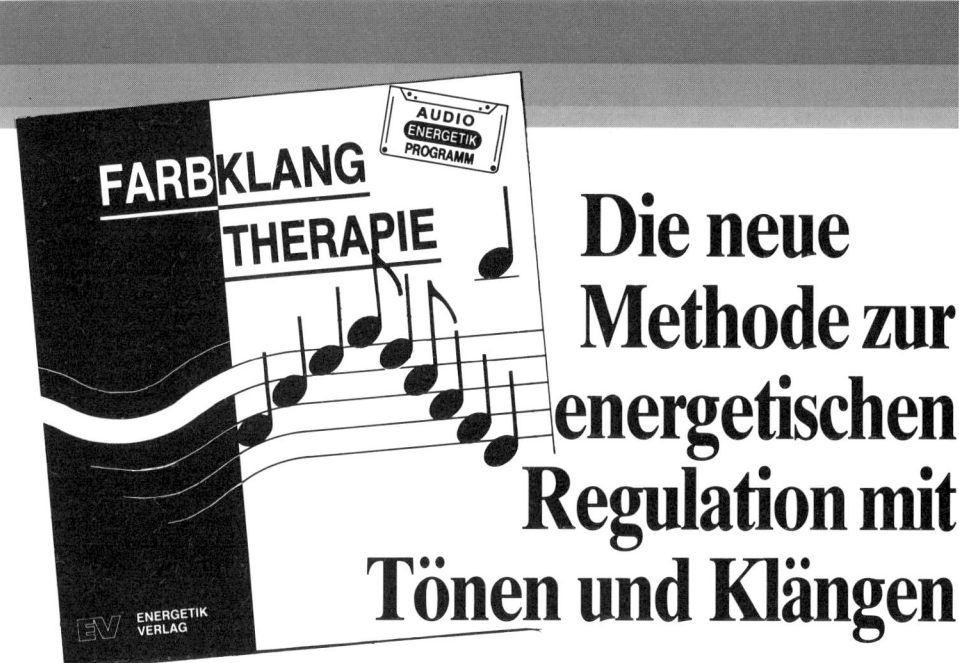

Die neue Methode zur energetischen Regulation mit Tönen und Klängen

Daß der Mensch einen „Energiekörper" besitzt, der dem Organismus übergeordnet ist und an allen Lebensfunktionen maßgeblich beteiligt ist, wird heute auch in zunehmendem Maß von der Biophysik erkannt. Diese Lebensenergie, die je nach Kultur und Weltanschauung „Chi" oder „Prana" oder „Bioplasma" genannt wird, konnte in der Biophotonen-Forschung als existent nachgewiesen werden.

Farbklang-Therapien aus dem Audio-Energetik-Programm bieten erstmals die Möglichkeit, mit speziellen Klangstrukturen über das Ohr regulierend auf dieses energetische System einzuwirken und dadurch das körperlich-geistige Geschehen - gerade bei psychosomatischen Beschwerden - positiv zu beeinflussen.

Farbklang-Therapie ist die Umsetzung der Farbpunktur (Farbtherapie über Akupunkturpunkte) nach Mandel in Klangtherapie. Die komplementäre Umrechnung von Farbfrequenzen in Tonfrequenzen führte erstmals zur Anwendung des Polaritätsprinzips auch in der Musik.

Ergänzt wird diese Methode durch Hemisphärensynchronisationen des Gehirns (Ausgleich der Gehirnfunktion) und durch Modulationen, die über eine Veränderung des Gehirnwellenmusters zu sanfter Entspannung führen.

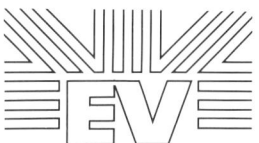
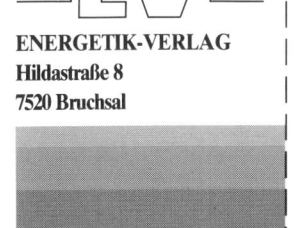